Auf Augenhöhe – ICF verständlich

AF836774

Auf Augenhöhe – ICF verständlich

Klaus Keller, Peter Brodisch

Klaus Keller
Peter Brodisch

Auf Augenhöhe – ICF verständlich

Für Menschen mit chronischer Erkrankung oder Behinderung, Angehörige und professionelle Unterstützer

hogrefe

Dr. med. Klaus Keller
Winterscheidstraße 22
86972 Altenstadt
DEUTSCHLAND
E-Mail: kk.icf@web.de

Peter Brodisch
Wittelsbacherstraße 12
80469 München
DEUTSCHLAND
E-Mail: PBrodisch@diakonie-muc-obb.de

Wichtiger Hinweis: Der Verlag hat gemeinsam mit den Autoren bzw. den Herausgebern große Mühe darauf verwandt, dass alle in diesem Buch enthaltenen Informationen (Programme, Verfahren, Mengen, Dosierungen, Applikationen, Internetlinks etc.) entsprechend dem Wissensstand bei Fertigstellung des Werkes abgedruckt oder in digitaler Form wiedergegeben wurden. Trotz sorgfältiger Manuskriptherstellung und Korrektur des Satzes und der digitalen Produkte können Fehler nicht ganz ausgeschlossen werden. Autoren bzw. Herausgeber und Verlag übernehmen infolgedessen keine Verantwortung und keine daraus folgende oder sonstige Haftung, die auf irgendeine Art aus der Benutzung der in dem Werk enthaltenen Informationen oder Teilen davon entsteht. Geschützte Warennamen (Warenzeichen) werden nicht besonders kenntlich gemacht. Aus dem Fehlen eines solchen Hinweises kann also nicht geschlossen werden, dass es sich um einen freien Warennamen handelt. Der Verlag weist ausdrücklich darauf hin, dass im Text enthaltene externe Links vom Verlag nur bis zum Zeitpunkt des Redaktionsschlusses eingesehen werden konnten. Auf spätere Veränderungen hat der Verlag keinerlei Einfluss. Eine Haftung des Verlags ist daher ausgeschlossen.

Bibliografische Information der Deutschen Nationalbibliothek
Die Deutsche Nationalbibliothek verzeichnet diese Publikation in der Deutschen Nationalbibliografie; detaillierte bibliografische Daten sind im Internet über http://www.dnb.de abrufbar.

Dieses Werk einschließlich aller seiner Teile ist urheberrechtlich geschützt. Jede Verwertung außerhalb der engen Grenzen des Urheberrechtes ist ohne Zustimmung des Verlages unzulässig und strafbar. Das gilt insbesondere für Kopien und Vervielfältigungen zu Lehr- und Unterrichtszwecken, Übersetzungen, Mikroverfilmungen sowie die Einspeicherung und Verarbeitung in elektronischen Systemen.

All rights, including for text and data mining (TDM), Artificial Intelligence (AI) training, and similar technologies, are reserved.
Alle Rechte, auch für Text- und Data-Mining (TDM), Training für künstliche Intelligenz (KI) und ähnliche Technologien, sind vorbehalten.

Verantwortliche Person in der EU: Hogrefe Verlag GmbH & Co. KG, Merkelstraße 3,
37085 Göttingen, info@hogrefe.de

Anregungen und Zuschriften bitte an den Hersteller:
Hogrefe AG
Lektorat Gesundheit
Länggass-Strasse 76
3012 Bern
Schweiz
Tel. +41 31 300 45 00
info@hogrefe.ch
www.hogrefe.ch

Lektorat: Susanne Ristea
Bearbeitung: Elisabeth Dominik, Allendorf/Lumda
Herstellung: Daniel Berger
Umschlagabbildung: smartboy10, Getty Images
Umschlag: Verlags-Herstellung
Satz: punktgenau GmbH, Bühl
Druck und buchbinderische Verarbeitung: Multiprint Ltd., Kostinbrod
Printed in Bulgaria
Auf säurefreiem Papier gedruckt

1. Auflage 2025
© 2025 Hogrefe Verlag, Bern
(E-Book-ISBN_PDF 978-3-456-96320-4)
(E-Book-ISBN_EPUB 978-3-456-76320-0)
ISBN 978-3-456-86320-7
https://doi.org/10.1024/86320-000

Inhaltsverzeichnis

Gebrauchsanweisung

Alle Menschen sind vor dem Gesetz gleich. In einer Gesellschaft sollen alle Menschen vergleichbare Möglichkeiten in der Lebensgestaltung haben. Diese Ansprüche sind in Deutschland im Grundgesetz verankert. Menschen mit einer Behinderung erfahren in ihrem Alltag immer wieder, dass diese Ansprüche nicht umfassend umgesetzt sind. Aus diesem Grund haben die Vereinten Nationen (UN) als Ergänzung zu den allgemeinen Menschenrechten die UN-Behindertenrechtskonvention (UN-BRK) erstellt. Sie stellen eine Konkretisierung der allgemeinen Menschenrechte dar. Der vollständige Name der Konvention lautet: *Übereinkommen über die Rechte von Menschen mit Behinderung.* Die 50 Artikel der UN-BRK sind in Deutschland seit 2009 geltendes Recht. Auch Österreich, die Schweiz und die Europäische Gemeinschaft (EU) haben das Übereinkommen anerkannt.

Im vorigen Jahrhundert wurde Behinderung meist als direkte Krankheitsfolge verstanden. Sie war damit allein eine Eigenschaft eines Menschen. Nach einem langen gesellschaftlichen Prozess sind wir bei einem anderen Verständnis angelangt. Heute wird Behinderung als Wechselwirkung zwischen einem Menschen mit einem Gesundheitsproblem und der Umwelt verstanden. Dadurch wird das Verständnis von Behinderung um gesellschaftliche Aspekte erweitert. Die Schaffung von Bedingungen für eine möglichst gleichberechtigte Teilhabe stellt eine wichtige gesellschaftliche Aufgabe dar. Dieser Prozess ist auch heute nicht abgeschlossen. Er muss weiterverfolgt werden. Die Selbstbestimmt-Leben-Bewegung hat zu diesem Prozess wesentlich beigetragen. Empowerment ist dabei ein zentraler Begriff.

!

- Behinderung als Mensch-Umwelt-Interaktion
- Behinderung betrifft die ganze Gesellschaft

Die Weltgesundheitsorganisation (WHO) hat dieses Verständnis von Behinderung bereits 2001 aufgegriffen. Sie hat es zur Grundlage der Internationalen Klassifikation der Funktionsfähigkeit, Behinderung und Gesundheit (ICF) genommen. Die ICF soll einem gemeinsamen Verständnis und der Verständigung dienen. Dies gilt zwischen unterschiedlichen Berufsgruppen und genauso im Dialog mit einem von Behinderung betroffenen Menschen[1]. Der da-

1 Den Autoren ist die Problematik einer diskriminierungsfreien und genderensiblen Formulierung bekannt. Im weiteren Verlauf werden wir den Begriff „Menschen mit Behinderung“ und „Person mit Behinderung“ alternierend verwenden. Dadurch nutzen wir die männliche und weibliche Form und verzichten auf Gendern. Dies macht den Text verständlicher.

durch mögliche Dialog auf Augenhöhe stellt einen wichtigen Baustein von Empowerment dar. Empowerment bedeutet auch, die Dinge selbst in die Hand nehmen zu können. Um einen Nachteilsausgleich, eine Assistenzleistung oder eine andere Leistung erhalten zu können, ist eine Bedarfsermittlung unter Verwendung der ICF vorgeschrieben. Die in Deutschland gültigen gesetzlichen Regelungen zur ICF werden im Teil B des Buches aufgegriffen und erläutert.

- Auf Augenhöhe mitreden
- Empowerment = Selbstbemächtigung und Befähigung dazu!

!

Bleibt die wichtige Frage: Wie kann ein Dialog auf Augenhöhe gelingen? Nach unserer Auffassung ist bei allen Beteiligten ein gemeinsames Verständnis der fachlichen Grundlagen notwendig. Dies trägt zu einer guten Kommunikation aller beteiligten Menschen bei. Der ICF kommt durch ihre zentrale Rolle in der Bedarfsermittlung eine große Bedeutung zu. Im Streitfall ist die Funktionsfähigkeit einer Person die Grundlage einer sachlichen Auseinandersetzung. Dabei kommt der (Beeinträchtigung der) Teilhabe eine besonders wichtige Rolle zu.

Funktionsfähigkeit nach ICF als Grundlage im Streitfall

!

Die Autoren wollen das Modell und die Struktur der ICF in verständlicher Sprache vermitteln. Dazu werden Erläuterungen und Beispiele aufgeführt. Dieses Buch ist eine Grundlage für alle Beteiligten, wenn es um Fragen der Behinderung oder Bedarfsermittlung geht. Es richtet sich in erster Linie an Menschen mit Behinderung, deren Angehörige und Stellvertretungen.

Dieses Buch geht alle Menschen an, daher ist es in möglichst verständlicher Sprache geschrieben.

Das Unterfangen, die komplexe Lebenssituation eines Menschen mit Behinderung in einfache Worte und Erklärungen zu fassen, findet jedoch auch Grenzen. Ein schrittweiser Aufbau mit vielen Beispielen und eine einfach gehaltene Sprache waren das Ziel. Dazu wollen wir die Möglichkeit eröffnen, sich einfach zu orientieren.

Für eine schnelle Orientierung sind die Inhalte in 3 Teile gegliedert:
- **Teil I** stellt das **Basiswissen** zur ICF dar. Dort werden die Grundlagen zur ICF vermittelt. Teil A sollte vollständig gelesen werden, wenn man die ICF verstehen will.
- In **Teil II** findet sich **vertiefendes Wissen:** ethische Grundlagen, sozialrechtliche Aspekte und die Auswirkungen des Bundesteilhabegesetzes (BTHG) auf die Bedarfsermittlung werden dort erläutert. Dieser Teil des Buches kann ganz gelesen werden, er ist jedoch auch zum Lesen einzelner Kapitel konzipiert: immer dann, wenn eine Vertiefung zu einem bestimmten Thema gewünscht ist.

- **Teil III** ist als **Arbeitsbuch** und **Praxisbuch** angelegt. Dort kann man Schritt für Schritt seine eigene Funktionsfähigkeit im Modell der ICF erarbeiten. Es kann der Vorbereitung auf ein Gespräch beim Leistungsträger oder einer Beratungsstelle dienen. Ist man informiert, dann ist auch jedes Gespräch einfacher. Zusätzlich sind 10 Praxisbeispiele aus unterschiedlichen Bereichen und Altersgruppen angefügt.

Alles, was die Klassifikation betrifft, ist mit einem Kasten mit der Überschrift „Klassifikation" gekennzeichnet. Weitergehende Texte sind als „Wer's genau wissen will" gekennzeichnet.

Zur besseren Lesbarkeit sind an vielen Stellen **Symbole** angebracht. Sie bedeuten:

! Wichtiges, das man sich merken sollte

Tipps für die praktische Anwendung

Arbeitsbereich zum selbst ausfüllen

„→" kennzeichnet einen Verweis auf das Glossar oder ein anderes Kapitel des Buches.

Sämtliche Abkürzungen sind im Anhang aufgeführt und ausgeschrieben.

1. Geleitwort

Liebe Leserinnen und Leser,
ICF ist die Abkürzung für Internationale Klassifikation der Funktionsfähigkeit, Behinderung und Gesundheit. Eine Klassifikation ist eine Einteilung von Menschen oder Dingen in Gruppen. Die ICF teilt Menschen mit Behinderung in Gruppen ein. Alle Gruppen zusammen ergeben den Bedarf. Damit ist alles gemeint, was ein Mensch mit Behinderung braucht. Menschen mit Behinderung brauchen oft viel Hilfe bei ganz verschiedenen Dingen. Zum Beispiel beim Essen oder Anziehen. Damit alle genau wissen, was gebraucht wird, fragen Fachleute die Menschen mit Behinderung, was sie können und brauchen. Manchmal werden auch die Angehörigen gefragt. Fachleute sind Menschen, die sich ganz gut auskennen und wissen, was die ICF ist. Sie fragen auch, warum Personen etwas nicht können. Alles zusammen schreiben sie in die ICF. In schwerer Sprache heißt das Fragen und Antworten mit der ICF Bedarfsermittlungsgespräch.

Dass die Menschen mit Behinderung selber gefragt werden, ist neu. Dass gefragt wird: *Was kannst du?* ist auch neu.

Die ICF ist in schwerer Sprache geschrieben. Diese Sprache heißt Fachsprache. Sie ist schwer zu verstehen. Jeder kann Fachsprache lernen. Damit das geht, wurde dieses Buch geschrieben. Alle Menschen können es lesen und verstehen dann die ICF. Das Buch erklärt leicht, was die ICF ist, warum es sie gibt und wie das Fragen geht. Wer es liest, kann die ICF-Sprache sprechen. Das Buch hilft auch, zu verstehen, was die Fachleute in die ICF geschrieben haben und warum.

Es ist gut, wenn Menschen mit Behinderung die ICF-Sprache sprechen und verstehen können. Gerade werden sehr viele Personen gefragt, was sie möchten und brauchen. Zum Beispiel wird gefragt: Was machst du in deiner Freizeit gerne?

Dass Menschen mit Behinderung selber gefragt werden müssen, steht im Gesetz. Dort steht auch, dass die ICF-Sprache beim Fragen unbedingt benutzt werden muss. Im Gesetz steht auch wo und wann die ICF-Sprache gesprochen wird.

Wer dieses Buch gelesen hat, kann alle Fragen in der ICF-Sprache gut beantworten und verstehen.

Ich wünsche viel Erfolg und Spaß beim Lernen!

Ihr *Holger Kiesel*
Beauftragter der Bayerischen Staatsregierung für die Belange von Menschen mit Behinderung

2. Geleitwort

Liebe Leserin, lieber Leser,
das vorliegende Buch „ICF auf Augenhöhe“ ist ein Arbeitsbuch für alle diejenigen, die die International Classification of Functioning, Disability and Health (ICF) und das bio-psycho-soziale Modell, das auch die Gesundheitsstörung selbst ausdrücklich erfasst, anwenden und nutzen wollen oder müssen. Durch die Bestimmungen des SGB IX ist z. B. die Verwendung der ICF für die Bedarfsermittlung zwingend vorgeschrieben. Das ist auch sinnvoll, da sich Bedarfe und insbesondere auch Teilhabeziele für die Teilhabe- und Gesamtplanung mit Hilfe der ICF gut bestimmen lassen. Dabei kommt es nicht auf eine rein klassifikatorische Erfassung und die Sammlung möglichst vieler Items zur kleinteiligen Lebenswelterforschung, sondern auf das Verständnis von Behinderung und auf die Ermöglichung interdisziplinärer sprachlicher Verständigung über die Lebenssituation des Individuums an, ohne relevante Bereiche auszublenden. Das vorliegende Buch zeichnet sich dadurch aus, dass es das Potenzial des bio-psycho-sozialen Modells für das Verständnis von Behinderung einerseits und die Möglichkeiten der Verbesserung der Teilhabe andererseits erschließen kann: Es führt zu einem vertieften Verständnis der Lebenssituation von Menschen, die mit Beeinträchtigungen leben, und kann deshalb auch für sie aufschlussreich sein. Denn es hilft mir selbst, wenn mir klar wird, auf welcher Ebene eigentlich meine Beeinträchtigungen liegen, z. B. bei den Körperfunktionen und/oder bei meinen Aktivitäten oder meinen Teilhabemöglichkeiten und wo sich etwas ändern lässt, wenn ich das möchte: Eine Beeinflussung der Körperfunktionen bedarf häufig therapeutischer Maßnahmen, viele Aktivitäten benötigen Übung, Training und Praxis. Teilhabe jedoch hängt sehr oft von Kontextfaktoren ab, auf die ich versuchen kann, Einfluss zu nehmen.

Dieser grundlegende Ansatz ist nicht nur für die sogenannten Behindertenhilfe im Sinne der Eingliederungshilfe relevant, sondern für die Rehabilitation insgesamt. Er ist aber ebenso fruchtbar in der kurativen Medizin, der Kinder- und Jugendhilfe sowie der Altenhilfe und wird dort zunehmend zur Planung und zur Legitimation von Interventionen genutzt. Das zeigt sich z. B. in einigen Richtlinien des Gemeinsamen Bundesausschusses und den Begutachtungsrichtlinien des Medizinischen Dienstes.

Zu diesen Verständnisdimensionen und zu diesen sich daraus ergebenden praktischen Handlungsoptionen verschafft dieses Buch einen vertieften Zugang. Dabei wird besonders auf die Bedarfsermittlung Bezug genommen. Bereichernd sind die zahlreichen Beispiele, die anschaulich und unmittelbar den

Nutzen des bio-psycho-sozialen Modells und der ICF zeigen. Auch mit diesem Buch ist es nicht ganz einfach, den ganzen Komplex zu durchdringen. Durch eine modulare Gliederung wird das Arbeiten darin aber erheblich erleichtert. Offensichtlich verfügen die Autoren über reichlich Erfahrungen in der Vermittlung der ICF-Grundlagen und in der Anwendung.

Ein angemessener und korrekter Umgang mit der ICF ist für die Verwirklichung der UN-Behindertenrechtskonvention sowohl auf der Makroebene als auch auf der individuellen Mikroebene zwingend erforderlich. Insofern kann das Buch für alle Beteiligte von großem Nutzen sein. Deshalb ist ihm eine weite Verbreitung zu wünschen.

Dr. med. Matthias Schmidt-Ohlemann
Vorsitzender der Deutschen Vereinigung für Rehabilitation (DVfR)
Heidelberg/Bad Kreuznach

Danksagung

Die Erstellung dieses Buches war und ist uns Autoren ein wichtiges Anliegen. Es ist unsere Hoffnung, dass die Fähigkeiten, die eigenen Belange zu vertreten, durch das Buch gestärkt werden. Gleichzeitig ist uns klar, dass es sich um eine komplexe Materie handelt, die nicht in ganz einfachen Worten auszudrücken ist.

Danken wollen wir den vielen Beteiligten, die uns im Vorfeld und in der Erstellung des Buchs mit vielen Hinweisen und Kommentaren bereichert haben. Besonders erwähnen wollen wir dazu Ekaterina Zeiler, Ursula Obermayr, Rudolf Seidl, Wolfgang Cibis, Sabine Grotkamp, Matthias Schmidt-Ohlemann und Holger Kiesel. Sie haben unsere Darstellung durch fachliche Anregungen, berechtigte Fragen und ihre unterschiedlichen Perspektiven korrigiert und erweitert. Die beiden Letztgenannten haben darüber hinaus zwei Geleitworte verfasst. Dem Verlag und speziell Susanne Ristea danken wir für die geteilte Begeisterung für das Thema und die inhaltlichen und gestalterischen Anregungen. Rebecca Keller danken wir für die Hinweise durch die Brille einer lernenden Fachfrau, Benjamin Wurth für dessen Hinweise als junger Professioneller.

Nichts ist perfekt. Und nichts nicht so gut, dass es nicht zu verbessern sein könnte. Gerne nehmen wir Hinweise und Ideen zur Weiterentwicklung dieses Buches entgegen. Auf Augenhöhe: ein hohes, aber sehr lohnenswertes Ziel!

Teil I:
ICF-Basiswissen

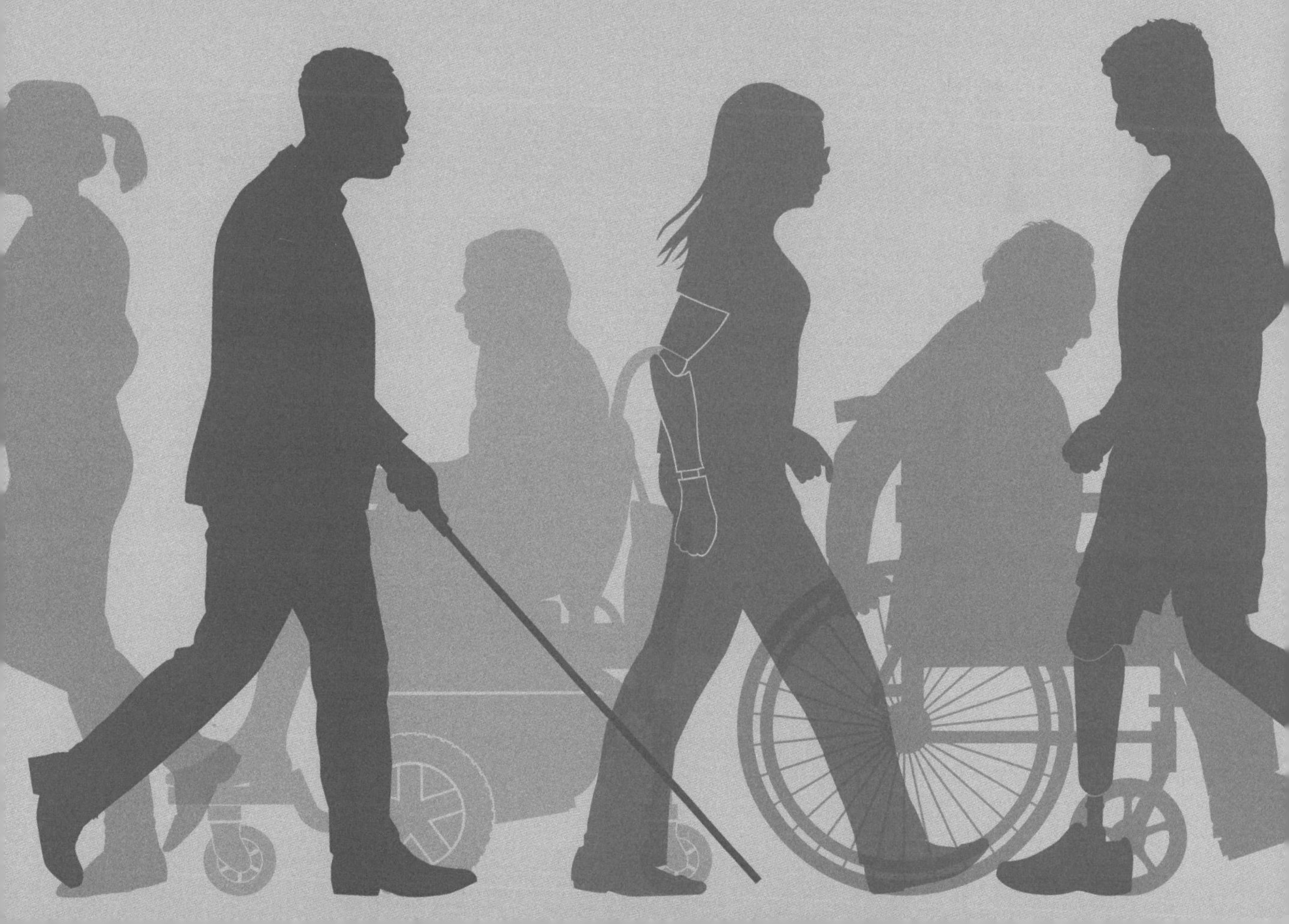

1 Einführung in das ICF-Basiswissen

Im ICF-Basiswissen steht der Aufbau der ICF im Mittelpunkt. Zu Beginn erfolgt eine kurze allgemeine Beschreibung der ICF (Kap. 2). In Kap. 3 werden die Grundbegriffe der ICF erläutert. Als zentraler Teil des ICF-Basiswissens werden in Kap. 4 die einzelnen Teile (= Komponenten) der ICF beschrieben und durch Beispiele (be-)greifbar. In diesem Kapitel stellen wir auch die Klassifikation mit ihren Items vor. Items werden meist die bedarfsermittelnden Personen beim Leistungsträger nutzen. Um den Textfluss nicht zu stören, sind alle Informationen zu den Items in Kästen gefasst und mit Klassifikation gekennzeichnet.

Abschließend gehen wir in Kap. 5 auf das Wechselwirkungsmodell der ICF ein. Eine orientierende Übersicht über das Modell der ICF wollen wir bereits an dieser Stelle geben. Es stellt sowohl im Teil zum Basiswisssen als auch im Arbeitsbuch schematisch die ICF und die Grundlage für die Beschreibung der Funktionsfähigkeit dar. Der Bezug zum Gesundheitsproblem (= Diagnose nach ICD) wird sichtbar. Die ICD ist die Internationale Klassifikation der Krankheiten.

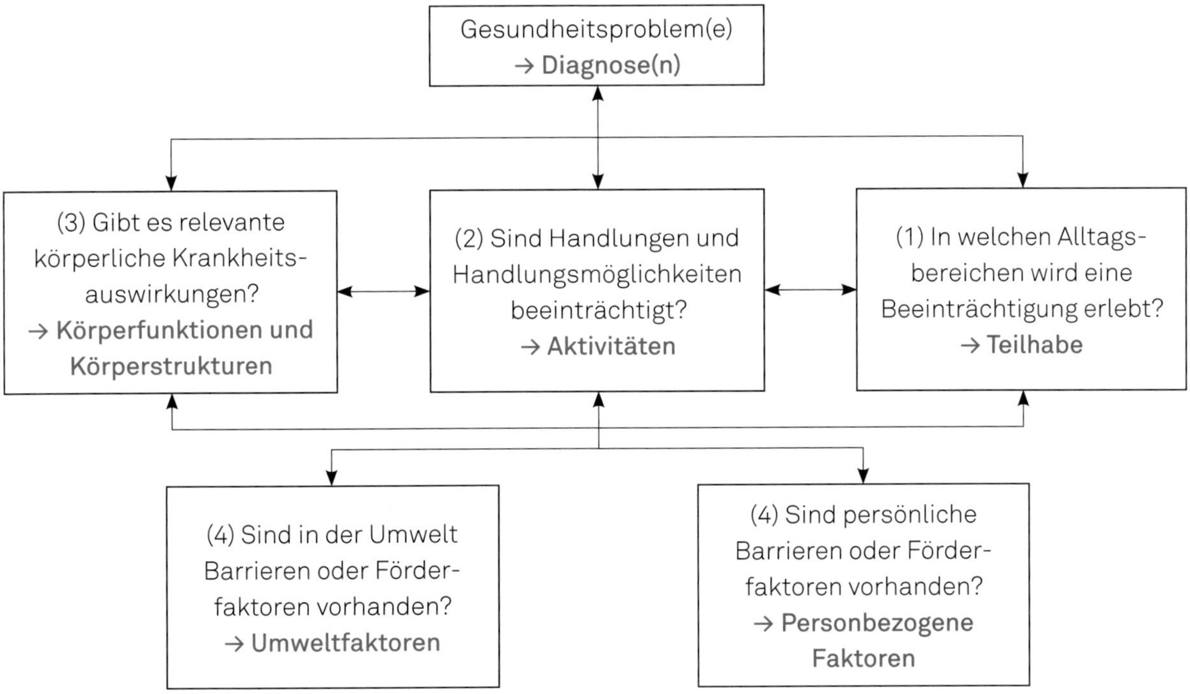

Abbildung 1-1: Schematische Darstellung der Funktionsfähigkeit mit Leitfragen.

Bei der Bearbeitung des Schemas (Abbildung 1-1) hat es sich bewährt, bei der Teilhabe zu beginnen. Leitfragen sind in die Abbildung eingefügt. Sie können helfen, die Funktionsfähigkeit eines Menschen zu erfassen. Die einzelnen Komponenten der ICF werden im Folgenden erläutert und mit Beispielen unterfüttert.

Grundsatz: beim Stellen einer Diagnose (ICD) denkt ein Arzt von den einzelnen Symptomen und, soweit bekannt, von ihren Ursachen aus. Beim Beschreiben einer Behinderung (ICF) wird von der Teilhabe eines Menschen ausgedacht (→ Kap. 11).

2
ICF – was ist das?

Die Weltgesundheitsorganisation (WHO) hat mit der ICF eine Klassifikation für Funktionsfähigkeit, Behinderung und Gesundheit erstellt. Gleichzeitig wird dort mit dem bio-psycho-sozialen Modell ein Verständnis für Behinderung aufgegriffen.

Im vorigen Jahrhundert wurde Behinderung als direkte Krankheitsfolge aufgefasst. Sie war damit eine Eigenschaft eines Menschen. Heute wird Behinderung im **bio-psycho-sozialen Modell** verstanden. Damit wird Behinderung zu einer Wechselwirkung zwischen einem Menschen mit einem Gesundheitsproblem und der Umwelt. Behinderung kann ohne die Einflüsse aus der Umwelt und Gesellschaft nicht beschrieben werden. Es ist es eine wichtige gesellschaftliche Aufgabe, Bedingungen für eine gleichberechtigte und weitgehende Teilhabe von Menschen mit einer Behinderung zu schaffen.

Das bio-psycho-soziale Modell = bps-Modell. !

Die ICF ist eine **Klassifikation.** In ihr können die einzelnen Aspekte von Behinderung eingeordnet werden. Eine Klassifikation ist ein Ordnungssystem. Man kann sie mit einem großen Schubladenschrank vergleichen. Ordnungssysteme haben Vorteile und Nachteile.

Einer der Vorteile ist, dass man bestimmte Dinge an der richtigen Stelle einordnen kann. Sie sind dadurch leicht wiederzufinden. Dies gilt umso mehr, wenn unterschiedliche Menschen an dieser Ordnung beteiligt sind. Damit das funktioniert, muss es Schubladen für alle möglichen Dinge geben, die eingeordnet werden sollen. Jeder beteiligte Mensch muss diese Ordnung verstehen und anwenden können.

Um die Anzahl der Schubladen nicht zu groß werden zu lassen, fasst man ähnliche, aber doch unterschiedliche Dinge in einer Schublade zusammen. Dadurch kann Information verloren gehen. Dies wäre so, wenn man nur festhält, dass in einer Schublade etwas liegt, den genauen Inhalt aber nicht im Klartext benennt. Mit der Zusammenfassung ähnlicher Dinge oder Sachverhalte ist einer der wichtigsten Nachteile einer jeden Klassifikation benannt.

Zur Verdeutlichung **ein einfaches Beispiel**: In einer Küche gibt es zwei Schubladen. Eine Schublade für **Essbesteck** und eine Schublade für **Krimskrams.** Jede Person, die sich an diese Ordnung hält, muss nur eine Schublade öffnen. Für eine Gabel wird die Schublade Essbesteck geöffnet. Für einen Zahnstocher die Schublade

Krimskrams. Das Öffnen einer Schublade genügt, wenn man etwas in der Küche sucht. Dies ist einer der Vorteile von Ordnung.
Die Dinge kommen durcheinander, wenn sich jemand in der Küche nicht an diese Ordnung hält. Der Aufwand, die richtigen Dinge zu finden, wird größer. Hält sich eine Person nicht an diese Ordnung, erfolgt eine Aufklärung und Nachschulung. Danach kann wieder jeder in der Küche die Dinge in der richtigen Schublade schnell finden.

Die ICF ist mit diesem Beispiel gut vergleichbar. Sie hat jedoch mehr als 1400 Schubladen. In der ICF werden ähnliche Dinge gemeinsam in eine Schublade eingeordnet. So stellen z. B. Wut, Angst, Ekel und Freude **Gefühle** dar. Sie können in einer Schublade eingeordnet werden. Jedoch sind Wut und Freude sehr unterschiedliche Gefühle.

Es wird deutlich, dass die ICF ein Ordnungssystem ist. Konkrete Inhalte sollen und müssen für eine Ordnung nicht in einen Begriff zusammengefasst werden. Sie liegen nur in derselben Schublade (= Kategorie oder **Item**). Der Schulungsaufwand für die ICF ist größer als bei den hier aufgeführten Küchenschubladen.

! Eine „Schublade“ wird in der ICF Item genannt.

3 ICF – Modell und Aufbau ihrer Bestandteile

3.1 Bio-psycho-soziales Modell

Die ICF ist in erster Linie eine Klassifikation. Die einzelnen Bestandteile (Komponenten) der ICF stehen miteinander in Verbindung. Es handelt sich um ein Wechselwirkungsmodell. Die WHO bezieht sich dabei auf ein bio-psycho-soziales Modell (bps-Modell).

Wer's genau wissen will
Das bps-Modell wurde nicht von der WHO erfunden. Erstmals beschrieben wurde es in den 1970er Jahren von George Engel (Engel, 1977). Er setzte das Modell als neue Sichtweise auf Erkrankungen, speziell auf psychische Erkrankungen, ein.

Behinderung wird nicht mehr als einfache Krankheitsfolge verstanden. Vielmehr stellt sie eine Interaktion zwischen einem Menschen mit Gesundheitsproblem und seinem Kontext dar. Dadurch wird die Behinderung eine Mensch-Umwelt-Wechselwirkung (→ Kap. 3.8). Das bio-medizinische Krankheitsverständnis („bio") wird um die Teile „psycho" und „sozial" erweitert. Als „bio" kann man die direkten körperlichen Folgen eines Gesundheitsproblems[2] verstehen. Der Teil „psycho" hat einen Anteil bei den Körperfunktionen und bei den personbezogenen Faktoren. Der Teil „sozial" des Modells bezieht sich auf die Kontextfaktoren, speziell auf die Umweltfaktoren (→ Kap. 4.3 und Kap. 4.4).

3.2 Komponenten

Ganz konkret hat die WHO das bps-Modell auf vier Komponenten (Komponente = Bestandteil) aufgeteilt (Abbildung 3-1). Die gestrichelten Linien machen zusätzlich die Teilkomponenten kenntlich. In Kap. 4 werden die einzelnen Bestandteile des bps-Modells der ICF vorgestellt.

2 Gesundheitsproblem kann wie Diagnose und Krankheit als stigmatisierend wahrgenommen werden. Gesundheitszustand könnte einen neutraleren Begriff darstellen. Im Buch nutzen wir den Begriff Gesundheitsproblem. Er ist der Fachbegriff, den die WHO in der deutschen Übersetzung verwendet.

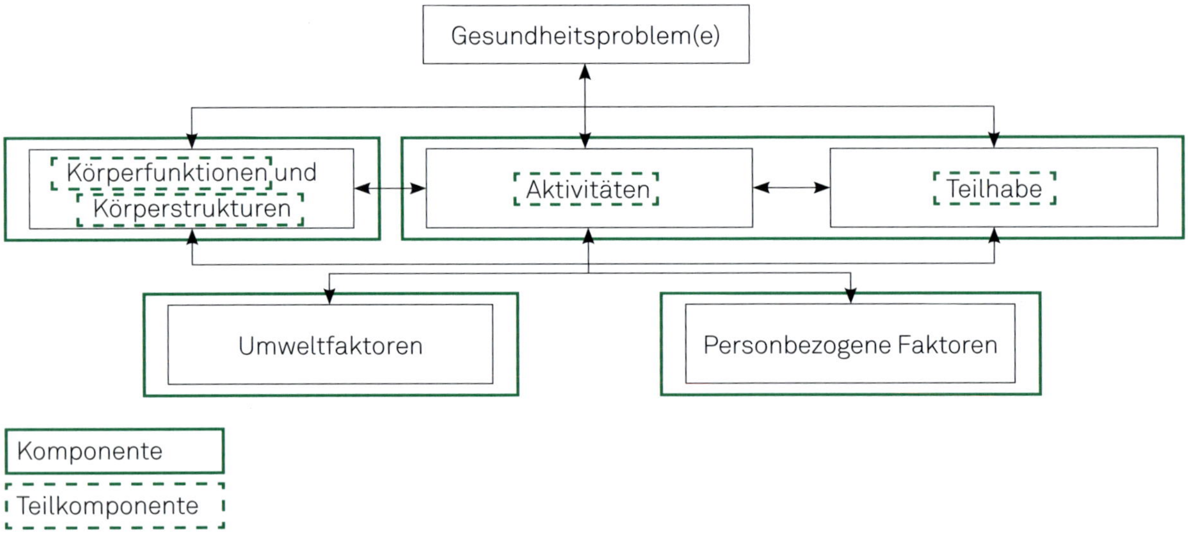

Abbildung 3-1: Komponenten und Teilkomponenten im bps-Modell.

Die vier Komponenten sind:

1. Körperfunktionen und Körperstrukturen
2. Aktivitäten und Teilhabe
3. Umweltfaktoren
4. Personbezogene Faktoren.

Klassifikation

Für die einzelnen Komponenten stellt die WHO jeweils Item-Listen zur Verfügung. Es gibt dabei einige Besonderheiten. Für die Körperfunktionen und Körperstrukturen werden zwei eigene Item-Listen bereitgestellt. Hier hat jede Teilkomponente eine eigene Liste. Für Aktivitäten und Teilhabe (Teilhabe = Partizipation) wird eine gemeinsame Item-Liste genutzt. Zu den Möglichkeiten und Problemen der gemeinsamen Item-Liste steht unten mehr (→ Kap. 4.1). Für die personbezogenen Faktoren gibt es von der WHO keine Item-Liste. Weil diese Komponente jedoch wichtig ist, kann man in eigenen Worten wichtige Punkte dazu aufzählen. Man kann auch die in Deutschland entwickelte Liste (Grotkamp et al., 2020) für diese Komponente nutzen.

3.3 Ebenen

Die einzelnen Komponenten der ICF sind hierarchisch aufgebaut. Es gibt Überpunkte, Punkte und Unterpunkte. Die WHO spricht dabei von **Ebenen.** Bei der Nutzung der Klassifikation kann man auf jeder dieser Ebenen Aussagen machen oder Sachverhalte einordnen. Ähnlich verhält es sich bei der ICD. Dort kann man z. B. eine Diagnose aus dem Kapitel psychische Erkrankungen in unterschiedlicher Genauigkeit einordnen. „F“ ist dort der Buchstabe für alle psychischen Erkrankungen. „F2“ ist dann schon genauer: es handelt sich um eine psychotische Störung. Und mit „F20“ wird klar, dass es sich um eine paranoid-halluzinatorische Schizophrenie handelt. Nicht alle Erkrankungen aus

„F“ sind auch „F20“. In der anderen Richtung stimmt jedoch der Zusammenhang: jede „F20“ ist eine Erkrankung aus „F“.

Mit der steigenden Zahl der Ebene der ICF wird die Genauigkeit größer. Informationen können jedoch auch auf der 1. oder 2. Ebene eingeordnet werden.

Bei einigen Items (→ Kap. 3.4) stellt die WHO zusätzlich eine 4. Ebene zur Verfügung. Diese wird in diesem Buch aufgeführt, jedoch nicht vertiefend berücksichtigt.

Betrachten wir **ein Beispiel** aus der (Teil-)komponente Aktivitäten. Dort gibt es auf der 1. Ebene das Item „d6“ „häusliches Leben“.
Auf der 2. Ebene gibt es dazu mehrere Unterpunkte. Beispiele sind „d610“ „Wohnraum beschaffen“, „d640“ „Hausarbeiten erledigen“ und „d660“ „Anderen helfen“. Alle diese Items (es gibt noch mehr Items auf der 2. Ebene) sind Unterpunkte zu „d6“ „häusliches Leben“. „d660“ „Anderen helfen“ bezieht sich somit auf das „häusliche Leben“ und nicht auf alle anderen Lebensumstände.
Schließlich gibt es noch die 3. Ebene. Betrachten wir Unterpunkte zu „d640“ „Hausarbeiten erledigen“. Dort finden wir z. B. „d6400“ „Kleidung und Wäsche waschen und trocknen“, „d6402“ „den Wohnbereich reinigen“ und „d6405“ „Müll entsorgen“. Das Item „d6405“ „Müll entsorgen“ bezieht sich auf „Hausarbeiten erledigen“ und damit auf das „häusliche Leben“. Die Arbeiten eines Müllwerkers sind an einer anderen Stelle verortet, denn seine Arbeiten gehören nicht zum „häuslichen Leben“.
Mit jeder weiteren Ebene kann man mehr ins Detail gehen. Es gibt Umstände, in denen es ausreichen mag, zu „d6“ „häusliches Leben“ eine Aussage zu machen. In einer anderen Situation ist es vielleicht wichtig, speziell zu „d6405“ „Müll entsorgen“ etwas zu sagen.

Weiter oben haben wir das Bild der Schubladen zur Erklärung einer Klassifikation aufgegriffen.

- Die *1. Ebene* einer Komponente stellt eine große Schublade dar.
- Diese Schublade ist in einige kleinere Schubfächer unterteilt. Dies ist die *2. Ebene*.
- In vielen dieser Schubfächer befindet sich dann noch eine Unterteilung. Dies stellt die *3. Ebene* dar. Im Beispiel der Küchenschubladen ist die Besteckschublade unterteilt in einem Fächer für Messer, Gabeln und Löffel.

Die 1. Ebene wird auch als **Kapitel** der jeweiligen Komponente oder Teilkomponente bezeichnet.

1. Ebene = Kapitel.

!

3.4 Items

Die einzelnen Schubladen, Schubfächer und Unterteilungen der ICF werden Items genannt. Die WHO hat versucht, alle Items mit „neutralen“ Namen zu benennen.

Bei den Körperfunktionen gibt es **als Beispiel** den Punkt „Schlafqualität“, jedoch nicht „Schlafstörung“. Die „Schlafqualität“ kann ganz normal sein. Sie kann auch durch ein Gesundheitsproblem vom Normalen abweichen. Dann spricht man in der ICF von einer „Schädigung der Schlafqualität“.

Wer‘s genau wissen will

Die WHO erklärt für die einzelnen Items, was sie genau bedeuten. Dazu sind Definitionen bei fast allen Items auf allen Ebenen erstellt. Dies ist wichtig für den Fall, dass die einzelnen Items genutzt werden sollen. Es stellt sicher, dass jeder das gleiche Verständnis für die einzelnen Items hat. Lediglich in der Teilkomponente Körperstrukturen (→ Kap. 4.2.3) hat die WHO auf Definitionen verzichtet. Sie geht davon aus, dass diese bereits weltweit gut definiert sind.

Ausnahme: Es gibt einige wenige Items, die nicht neutral formuliert sind. Dies sind in erster Linie Begriffe, für die es in vielen Sprachen keine neutralen Begriffe gibt. „b280“ „Schmerz“ oder „b7651“ „Tremor“ sind solche Beispiele. Auch im Deutschen gibt es kein Wort für „Nicht-Schmerz“ oder „ohne Tremor“, so dass die WHO an diesen Stellen den Begriff „Schmerz“ oder „Tremor“ als Item-Namen belassen hat.

Die Items verfügen über **Codes** (→ Glossar) aus einem Buchstaben und einer oder mehreren Ziffern. An den Codes kann man sowohl die Komponente als auch die Ebene des Items erkennen.

Die Codes beginnen immer mit einem Buchstaben. Der Buchstabe ist immer kleingeschrieben. Damit kann eindeutig zwischen ICD (große Buchstaben) und ICF (kleine Buchstaben) unterschieden werden.

!

Bedeutung der kleinen Buchstaben des Codes der ICF:

- „b“ steht für Körperfunktion
- „s“ steht für Körperstruktur
- „d“ steht für Aktivität und Teilhabe
- „e“ steht für Umweltfaktor
- „i“ ist in der deutschen Version der Buchstabe für die personbezogenen Faktoren

Die WHO selbst hat für die personbezogenen Faktoren (→ Kap. 4.4) keine Codes entwickelt und deshalb auch keinen Buchstaben benannt.

Die Anzahl der Ziffern nach dem Buchstaben legt die Ebene des Items fest. Folgt eine Ziffer, befindet man sich auf der 1. Ebene. Für die 2. Ebene sind es drei Ziffern, für die 3. Ebene sind es vier Ziffern.

Ein Beispiel ist „b152“ ein Item aus den Körperfunktionen (Buchstabe „b“). Es ist ein Item aus der 2. Ebene (3 Ziffern).

In der 2. Ebene hat die WHO zwischen den Ziffern der einzelnen Items Lücken gelassen. Dies soll spätere Ergänzungen erleichtern. Diese können dann an der „richtigen“ Stelle eingefügt werden und müssen nicht am Ende der Liste angehängt werden. Dieses Vorgehen ist wichtig, um bei einer Überarbeitung der ICF die Übersichtlichkeit zu behalten.

3.5 Bewertungskriterien

Will man zu einem Item der ICF eine Aussage machen, ist es wichtig, das Item zu bewerten. Wenn man zu „Schmerz" etwas sagen will, genügt es nicht, dieses Wort aufzuführen. Es könnte sein, dass jemand keinen Schmerz hat. Oder er hat einen leichten Schmerz jeden Morgen beim Aufstehen. Auch die Frage, wo der Schmerz sitzt, kann von Interesse sein. Die WHO hat deshalb für alle Items ein Bewertungsschema erstellt. Die Bewertung kann Zahlenwerten zugeordnet werden, die Inhalte können in Worten beschrieben werden.

Klassifikation

Eine Bewertung oder Kodierung wird in aller Regel eine Fachkraft machen. Nicht immer wird bei einer Bedarfsermittlung kodiert. Erfolgt eine Bewertung, muss sie jedoch der Person mit Behinderung zugänglich gemacht werden. Sie soll dazu Stellung nehmen (→ Kap. 7.6) können. Aus diesem Grund kann es hilfreich sein, das Bewertungsschema zu kennen. Will man zu einem Item eine Einstufung machen, so folgt auf den Code des Items ein Punkt und danach die Bewertung. Eine Ausnahme stellen die Kontextfaktoren dar. Dort folgt auf den Code des Items ein Punkt, wenn es sich um eine Barriere handelt. Handelt es sich um einen Förderfaktor wird der Punkt durch ein „+" ersetzt.

Liegt in einer der Komponente der ICF eine wichtige Information vor, kann man diese auch in eigenen Worten aufschreiben und bewerten.

Das Bewertungsschema ist auch auf die Umweltfaktoren (→ Kap. 4.3) und auf die personbezogenen Faktoren (→ Kap. 4.4) anwendbar. Dort bedeuten sie „Barriere" oder „Förderfaktor".

Klassifikation

In der folgenden Aufzählung verwenden wir der Einfachheit halber nur die Begriffe „Schädigung" und „Beeinträchtigung":

- „Kein", „nicht", „unerheblich" stehen für einen normalen Zustand. „Normal" bedeutet: wie es bei einer Person ohne Gesundheitsproblem zu erwarten ist. Es liegt keine Schädigung oder Beeinträchtigung zu einem Item vor. In der Kodierung wird eine **„0"** angegeben.
- „Leicht", „schwach", „gering" stehen für eine geringfügige Schädigung oder Beeinträchtigung zu einem Item. In der Kodierung wird eine **„1"** angegeben.
- „Mittel", „mäßig", „ziemlich" stehen für eine weitergehende Abweichung im Sinne einer Schädigung oder Beeinträchtigung. In der Kodierung wird eine **„2"** angegeben.
- „Erheblich", „hoch", „äußerst" stellen eine weitere Steigerung der Schädigung oder Beeinträchtigung dar. In der Kodierung wird eine **„3"** angegeben.
- „Voll", „total", „komplett" stellen den höchsten Ausprägungsgrad einer Schädigung oder Beeinträchtigung dar. In der Kodierung wird eine **„4"** angegeben.

Wer's genau wissen will

Zwei weitere Kodierungen stehen zur Verfügung. Sie werden sehr wenig genutzt:

- Wenn zu einem Item keine Aussage gemacht werden kann, weil die Information nicht vorliegt, kann eine **„8"** kodiert werden.
- Ist ein Item nicht anwendbar, kann eine **„9"** kodiert werden.

Wie im Beispiel mit dem Schmerz aufgeführt, macht es einen Unterschied, ob es sich um einen „leichten" oder einen „erheblichen" Schmerz handelt. Viele andere Informationen zum Schmerz sind im Bewertungsschema nicht abbildbar. Wechselt die Intensität? Ist sie zu einer bestimmten Tageszeit am stärksten? Wo genau im Körper sitzt der Schmerz? Wandert er? All diese Information können wichtig sein. Sie sollten, wenn sie eine Relevanz haben, als Kommentar festgehalten werden. Ein gutes Instrument zur Bedarfsermittlung ist u. a. daran zu erkennen, dass entsprechende Kommentarfelder vorgesehen sind. Im Arbeitsbuch (→ Kap. 14) können Sie Ihre eigenen Worte oder die Ausprägunggrade der ICF nutzen. Grundsätzlich sind die relevanten Punkte zu betrachten. Dabei sollte nichts Wichtiges übersehen werden.

Wer's genau wissen will

Die WHO hat den Ausprägungsgraden zusätzlich Prozentwerte beigefügt. Diese sollen der weiteren Orientierung bei einer Kodierung dienen. Aus unserer Sicht sind diese Prozentangaben Näherungswerte und keine exakten Messergebnisse. Sie sind deshalb als ungefähre Angabe zu werten.

- „0" bedeutet 0–4 %
- „1" bedeutet 5–24 %
- „2" bedeutet 25–49 %
- „3" bedeutet 50–94 %
- „4" bedeutet 95–100 %

Die Prozentangaben beziehen sich auf die Schädigung oder Beeinträchtigung. Bei den Kontextfaktoren werden damit Förderfaktoren oder Barrieren kenntlich gemacht.

Eine Besonderheit besteht bei den Items, die keine neutrale Formulierung haben. „b280" „Schmerz" ist **ein Beispiel** dafür. Man könnte denken, dass ein vollständig geschädigter „Schmerz" eine Schmerzfreiheit bedeutet. Aber bei diesen Items wird ebenfalls die „0" als Normalzustand, „4" als die stärkste Schädigung gesehen. „b280.4" bedeutet folglich sehr starker „Schmerz".

Die Bewertungskriterien werden in einigen Instrumenten zur Bedarfsermittlung genutzt. In manchen anderen verzichtet man darauf.

3.6 Gemeinsame Sprache

Menschen mit Behinderung haben oft Kontakt mit Menschen aus vielen Berufsgruppen. Die ICF soll der Verständigung zwischen den verschiedenen Berufsgruppen dienen. Sie soll auch die Verständigung mit dem Menschen mit

Behinderung transparent und nachvollziehbar machen (→ Kap. 7.3 und Kap. 7.6). Es geht um ein einheitliches Verständnis von Behinderung und Gesundheit. Dazu dient das bps-Modell.

Die Person mit Behinderung hat dabei die Datenhoheit. Nur mit ihrer Zustimmung können Informationen zwischen unterschiedlichen Diensten ausgetauscht werden. Es sind grundsätzlich nur relevante Daten auszutauschen (→ Kap. 7.4).

Werden Items der ICF genutzt, sind die einzelnen Punkte mit Definitionen hinterlegt. Nur so ist sicherzustellen, dass jeder Nutzer Informationen beim passenden Item einordnet.

Bei den Items bedeutet „gemeinsame Sprache" gemeinsames Ordnungssystem. Nicht gemeint ist, dass man nur noch in den Itemtiteln spricht und dokumentiert.

Das Item „b1522" heißt „Spannweite der Emotionen". Zu diesem Item gehören z. B. Angst, Freude, Wut, Ärger und Euphorie. Das sind sehr unterschiedliche Emotionen. Alle werden bei „Spannweite der Emotionen" eingeordnet. Handelt es sich bei einem Menschen vor allem um Wut oder Ärger, so sollte man das auch so benennen und nicht nur vereinfachend sagen „die ‚Spannweite der Emotionen' ist geschädigt".

3.7 Finale Betrachtungsweise: aktuelle Funktionsfähigkeit

Mit der ICF und mit dem ihr zugrundeliegenden bps-Modell kann die aktuelle Funktionsfähigkeit eines Menschen beschrieben und dokumentiert werden. Wie sich ein Mensch über die Jahre entwickelt und verändert hat, kann nicht in der Funktionsfähigkeit abgebildet werden. Es handelt sich um eine Endpunktbetrachtung des bisherigen Lebensweges. Kommt es zu Änderungen im weiteren Weg, kann eine neue Betrachtung der Funktionsfähigkeit wichtig sein.

Wer's genau wissen will

Natürlich können im zeitlichen Abstand mehrere Erhebungen der Funktionsfähigkeit eines Menschen eine „Entwicklung" abbilden. Dann handelt es sich um mehrere Beschreibungen einer aktuellen Funktionsfähigkeit zu unterschiedlichen Zeitpunkten.

Die WHO legt nicht fest, um welchen Zeitraum es sich bei der aktuellen Funktionsfähigkeit handelt. In vielen Verfahren zur Bedarfsermittlung der Eingliederungshilfe werden vier bis sechs Wochen für einen passenden Zeitraum gehalten. Unterliegt die Funktionsfähigkeit längerfristigen Schwankungen, kann ein längerer Zeitraum gewählt werden. Dabei sollte nach Ansicht der Autoren die Zeitspanne von zwei Jahren nicht überschritten werden. Alle Informationen, die mehr als zwei Jahre zurückliegen, sollten als Vorgeschichte und nicht als aktuelle Funktionsfähigkeit verstanden werden.

Als Beispiel können jahreszeitliche Schwankungen bei Erkrankungen gelten. Seltene Ereignisse, die jedoch einen großen Einfluss auf die Funktionsfähigkeit haben, sind ein weiteres Beispiel. Dies könnte z.B. bei einer Anfallserkrankung (Epilepsie) der Fall sein.

! Auch seltene oder episodische Ereignisse sollten für die Erfassung der Funktionsfähigkeit berücksichtigt werden, wenn sie relevant sind.

3.8 Wechselwirkungsmodell

Im Modell der ICF sind zwischen den einzelnen Bestandteilen Pfeile in alle Richtungen eingezeichnet (Abbildung 3-2). Das soll darstellen, dass die einzelnen Komponenten in Wechselwirkung zueinander stehen können.

Eine Veränderung in einer Komponente oder Teilkomponente zieht oft Veränderungen in anderen Komponenten und Teilkomponenten nach sich. Die Funktionsfähigkeit eines Menschen wird in einem dynamischen Wechselwirkungsmodell verstanden.

Behinderung ist ein dynamischer Prozess. Veränderungen können prinzipiell an allen Komponenten ansetzen. Die Ansatzpunkte zur Verbesserung der Funktionsfähigkeit sind je nach Gesundheitsproblem unterschiedlich. Können Körperstrukturen oder Körperfunktionen verbessert werden, hat das einen Einfluss auf die Funktionsfähigkeit. Eine Veränderung in der Umwelt (z.B. Hilfsmittel, Assistenz, Einstellungen der Umwelt) kann ebenfalls einen sehr wesentlichen Einfluss nehmen. Genauso können personbezogene Faktoren einen wichtigen Einfluss haben (z.B. Einstellungen und Gewohnheiten des Menschen, Kompetenzen).

Als Beispiel kann das Denken und Problemlösen (Aktivitäten) von einer morgendlichen starken Müdigkeit (Körperfunktion) aufgrund einer Medikation beeinträchtigt sein. Die Teilhabe am Arbeitsleben könnte dadurch beeinträchtigt sein. Veränderungen sind durch eine Verminderung der Müdigkeit (z.B. durch Veränderung der Medikamente oder des Einnahmezeitpunkts) möglich. Eine Körperfunktion bessert sich. Genauso könnte eine Veränderung im Arbeitstag (späterer Arbeitsbeginn) die Teilhabe am Arbeitsleben verbessern. In diesem Fall wäre ein Umweltfaktor verändert worden.

3.9 Aufgaben der ICF

Die WHO hat die ICF für mehrere Aufgaben entwickelt. Einige der Aufgaben sind bereits erwähnt worden. Folgende Zielsetzungen sind möglich:

1. Funktionales Verständnis einer Behinderung. Dazu dienen das bps-Modell und die Berücksichtigung der Kontextfaktoren. Je klarer die Beschreibung der Funktionsfähigkeit, desto einfacher und verlässlicher kann eine Veränderung beobachtet und dokumentiert werden.

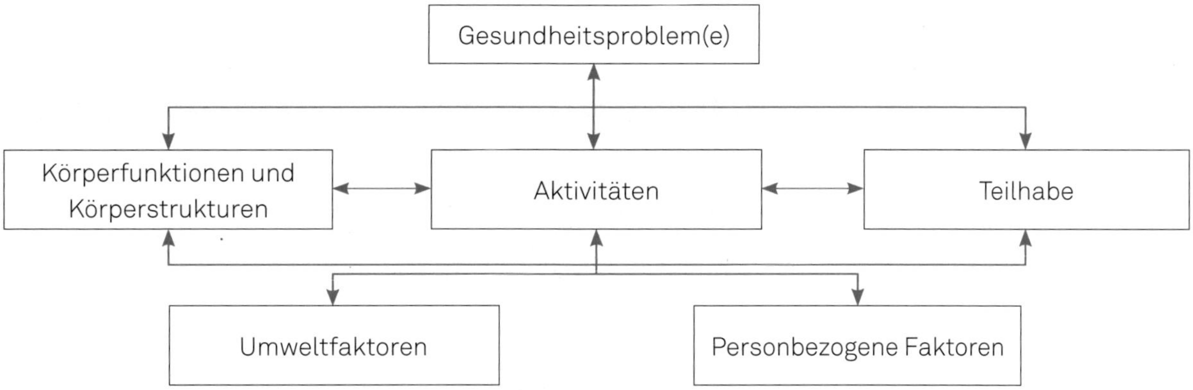

Abbildung 3-2: Wechselwirkungsmodell der ICF.

2. Disziplinenübergreifende Sprache. Die ICF ist ein Verständnismodell von Behinderung und eine gemeinsame Sprache für alle Beteiligten. Bei Nutzung der Items wird ein gemeinsames Ablagesystem für Informationen zur Funktionsfähigkeit genutzt. Der Mensch mit Behinderung ist ausdrücklich mit einbezogen (→ Kap. 7.3)!
3. Datenvergleiche werden durch die Nutzung der Items möglich. Dies kann zwischen Ländern, Regionen, Berufsgruppen oder Leistungsangeboten erfolgen.

Bei der Abbildung der Funktionsfähigkeit in Items handelt es sich meist um eine Sammlung von mehreren oder vielen Items. Eine Diagnose nach ICD kann viele „Diagnosen" nach ICF nach sich ziehen. Dies macht eine differenzierte Sichtweise bei einem Menschen möglich, erschwert jedoch übergreifende Datenvergleiche.

Im deutschen Rehabilitationrecht erfolgt die Ermittlung von Bedarfen und Leistungen auf der Grundlage der ICF bzw. des bps-Modells. Dadurch erlangt sie eine große praktische Bedeutung.

4 ICF-Komponenten mit Beispielen

Zu allen Komponenten der ICF und des bps-Modells ist der Aufbau der Texte vergleichbar gestaltet:

1. Als Erstes erfolgt eine Definition. Die Definitionen zu den einzelnen Komponenten sind wichtig, um das Arbeitsbuch für die Analyse der eigenen Situation nutzen zu können.
2. Als Zweites schließt sich ein Blick in die Klassifikation an.
3. Als Drittes werden Beispiele für Items aus der ICF aufgeführt.

Die Abfolge der Komponenten folgt in diesem Buch einer bestimmten Reihenfolge. Sie orientiert sich an einer erprobten Methode, um vom Teilhabeziel aus die Funktionsfähigkeit und deren Beeinträchtigung verstehen und aufschreiben zu können.

Mit Teilhabezielen beschäftigen wir uns im Teil II (→ Kap. 10) und III (→ Kap. 14.1). Dort können Sie Ihre eigenen Ziele und Wünsche notieren.

4.1 Aktivitäten und Teilhabe

4.1.1 Einführung

Aktivitäten und Teilhabe stellen in der ICF eine Komponente dar (Abbildung 4-1). Man spricht auch von zwei Teilkomponenten. Aktivität und Teilhabe sind jedoch nicht identisch. Aktivität stellt den Menschen als Handelnden dar. Teilhabe ist, wie ein Mensch sein Eingebundensein in die Gesellschaft bzw. in eine Lebenssituation und seine Umwelt erlebt oder wahrnimmt. Diese beiden Teilkomponenten haben miteinander eine Verbindung.

! Aktivität ≠ Teilhabe

Klassifikation

Für die beiden (Teil-)Komponenten stellt die ICF eine gemeinsame Liste von Items zur Verfügung.

Die gemeinsame Liste von Items entstand, weil die WHO eine große Überschneidung der Items von Aktivität und Teilhabe festgestellt hat. Man hätte ohne die Zusammenlegung zwei Listen mit vielen doppelten Nennungen gehabt. Das fand man verwirrend. Deshalb hat man sich entschieden, eine gemeinsame Liste zu erstellen.

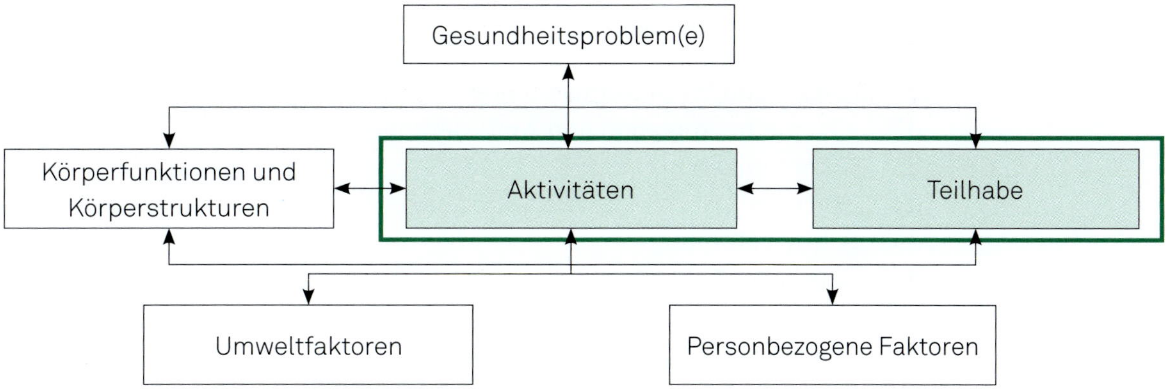

Abbildung 4-1: Komponente Aktivitäten und Teilhabe.

Man muss folglich deutlich machen, ob es jeweils um Teilhabe oder um Aktivität geht. Dies ist Voraussetzung für ein gemeinsames Verständnis.

Die WHO überlässt es dem Nutzer, an welchen Stellen er mit Items die Teilhabe, an welchen Stellen er die Aktivität eines Menschen abbilden will. Grundsätzlich kann jedes der aufgeführten Items als Aktivität (was macht ein Mensch) und als Teilhabe (wie erlebt eine Person ihr Eingebundensein) betrachtet werden. Auf jeden Fall muss bei einer Bedarfsermittlung klar sein, welche der beiden Teilkomponenten jeweils betrachtet wird. Dies wird ganz besonders wichtig, wenn kodiert wird.

Klassifikation
Die erste Ebene der Items wird als Lebensbereich bezeichnet. Lebensbereich kann mit dem in den anderen Komponenten verwendeten Begriff „Kapitel" gleichgesetzt werden. Der englische Begriff dafür ist „life **d**omain". Die WHO hat für die Codes den Buchstaben **„d"** von „**d**omain" genommen. Immer wenn ein Code mit einem kleinen „d" beginnt, handelt es sich um einen Aspekt von Teilhabe oder Aktivität.

„d" für „life **d**omain" = Aktivität und Teilhabe.
1 Buchstabe für 2 unterschiedliche Konzepte

!

Klassifikation
Will man schon im Code klarmachen, dass es sich um Teilhabe handelt, ist auch das **„p"** für „**P**artizipation" eine Möglichkeit. **„a"** kann dann für „**A**ktivität" stehen.

Innerhalb der ICF gilt: Teilhabe = Partizipation

!

Neun Lebensbereiche
Auf der 1. Ebene gibt es neun Lebensbereiche. Diese Lebensbereiche sind wörtlich im SGB IX aufgeführt. Sie sind bei einer Bedarfsermittlung in der

Eingliederungshilfe grundsätzlich zu berücksichtigen (→ Kap. 8.5). Hier sind sie vollständig aufgeführt:
„d1" „Lernen und Wissensanwendung"
„d2" „allgemeine Aufgaben und Anforderungen"
„d3" „Kommunikation"
„d4" „Mobilität"
„d5" „Selbstversorgung"
„d6" „häusliches Leben"
„d7" „interpersonelle Interaktionen und Beziehungen"
„d8" „bedeutende Lebensbereiche"
„d9" „Gemeinschafts-, soziales und staatsbürgerliches Leben"

Bei den meisten dieser Lebensbereiche kann man am Namen erkennen, worum es sich handelt. Eine Ausnahme stellt „d8" „bedeutende Lebensbereiche" dar. In diesem Item werden Arbeit, Bildung, Schule, aber auch wirtschaftliche Eigenständigkeit, Anträge stellen und noch einiges mehr zusammengefasst. Die WHO wollte auf der ersten Ebene nicht mehr als neun Items haben und hat diese Punkte als „bedeutende Lebensbereiche" zusammengefasst.

Klassifikation

Es gibt in dieser Komponente drei Ebenen. In der 2. Ebene sind Unterpunkte zur 1. Ebene. In der 3. Ebene sind Unterpunkte zur 2. Ebene. Die WHO stellt dem Anwender frei, in welcher Ebene er die Klassifikation nutzt. Es ist auch eine „Mischung" aus Items unterschiedlicher Ebenen zulässig.

- Auf der **1. Ebene** hat diese Komponente 9 Items (siehe oben), die **Lebensbereiche** oder Kapitel genannt werden.
- Auf der **2. Ebene** sind es 118 Items. Davon sind 84 Items mit spezifischen Inhalten versehen, 34 Items stellen Restekategorien dar. Die WHO geht davon aus, dass es immer Punkte geben kann, die nicht in die spezifischen Kategorien passen, und hat dafür Restekategorien mit „nicht näher bezeichnet" oder „anders bezeichnet" eingefügt.
- Auf der **3. Ebene** sind 266 Items aufgeführt. Davon sind 174 spezifische Kategorien, 92 stellen Restekategorien dar. Die Verteilung ist nicht gleichmäßig über alle Lebensbereiche verteilt. In „d4" „Mobilität" gibt es mit Abstand die meisten Items auf der 3. Ebene: 74 (50 + 24).

Alle Items haben eine Definition. Will man die Items nutzen, muss man die Definitionen kennen. Erst dies ermöglicht eine gleichsinnige Verwendung.

Die WHO unterscheidet bei Aktivität und Teilhabe nach Leistung und Leistungsfähigkeit.

Als **Leistung** wird die tatsächliche Durchführung einer Aufgabe unter den tatsächlich vorliegenden Umweltfaktoren (→ Kap. 4.3) verstanden. Das meint z. B. das Wohnumfeld, den öffentlichen Nahverkehr oder den Fahrdienst, der zur Verfügung steht. Die Hilfsmittel, die vorhanden sind. Die Unterstützung, die es zum Zeitpunkt der Bedarfsermittlung gibt.

Verfügt eine Schule **als Beispiel** über einen Aufzug, ist das ein relevanter Umweltfaktor für einen Menschen, der einen Rollstuhl benutzt. Betrachtet man die Mobilität in der Schule, sind wir beim Begriff „Leistung". Zieht der Schüler um und besucht eine andere Schule ohne Aufzug, stellt sich die Mobilität abweichend dar. Auch das ist „Leistung".

Leistung wird in der ICF auch **„Performance"** (Performanz) genannt.

Wer's genau wissen will

Manchmal ist es von Interesse, die **Leistungsfähigkeit** eines Menschen zu kennen. Diese wird in einigen Instrumenten zur Bedarfsermittlungs abgefragt und dokumentiert. Leistungsfähigkeit meint die Teilhabe oder Aktivität eines Menschen bei optimalen Kontextfaktoren. Dies meint v.a. die Umweltfaktoren. In einer zweiten Definition wird in der ICF auch von Leistungsfähigkeit gesprochen, wenn sich ein Mensch in einer Testsituation unter Standardbedingungen befindet. Leistungsfähigkeit wird auch als „Capacity" (Kapazität) bezeichnet.

In einer Bedarfsermittlung ist es am wichtigsten, was ein Mensch in seinem konkreten Leben erlebt (Teilhabe) und macht (Aktivitäten). Damit ist die Leistung für die Bedarfsermittlung zentral.

Die Leistungsfähigkeit kann ggf. Hinweise auf eine weitere Planung und Maßnahmengestaltung bieten.

Leistung und Leistungsfähigkeit haben beide außerhalb der ICF weitere Bedeutungen. Dies macht den Gebrauch dieser Begriffe nicht ganz einfach. Eine Leistung ist z.B. auch eine Maßnahme, die man beantragt. Leistungsfähigkeit meint in der ICF nicht, dass man immer „an der Grenze seiner Leistungsfähigkeit" arbeiten oder sein soll.

Die WHO geht davon aus, dass die Aktivitäten eines Menschen von Umweltfaktoren beeinflusst werden. Aktivitäten eines Menschen sollten im Zusammenhang mit den tatsächlichen Umweltbedingungen bzw. Umweltfaktoren betrachtet werden. Für die Teilhabe gilt das ebenso.

Es kann folglich vorkommen, dass es zu einem Item aus Aktivität und Teilhabe mehr als eine Bewertung gibt. Handelt es sich um einen relevanten Punkt, so sollte diese mehrfache Bewertung dokumentiert werden. Die Bildung eines Mittelwertes ist an dieser Stelle nicht hilfreich und führt zu einer fehlerhaften Bedarfsermittlung!

Als Beispiel könnte man die Aktivität „eine Fahrkarte kaufen" nehmen. Bei einem Menschen mit einer Beeinträchtigung des Sehens kann sich die Aktivität sehr unterschiedlich darstellen, je nachdem, ob es einen Fahrkartenschalter oder einen Automaten mit sehr kleiner Schrift gibt. Die Sprachfunktion des Automaten könnte einen weiteren Einflussfaktor darstellen. Will man nun die Beeinträchtigung der Aktivität „eine Fahrkarte kaufen" bewerten, so ist diese in Abhängigkeit von den konkreten vorliegenden Umweltbedingungen zu beurteilen.

Grundsätzlich kann jedes Item aus der Komponente Aktivität und Teilhabe entweder als Aktivität oder als Teilhabe beurteilt werden. Da es sich jedoch bei Aktivität und Teilhabe nicht um dasselbe handelt, muss im Instrument zur Bedarfsermittlung und in der Anwendung sichergestellt sein, unter welchem Blickwinkel (Aktivität oder Teilhabe) die Bewertung und Dokumentation erfolgen.

„Einen Haushalt führen", „einer Teilzeitbeschäftigung nachgehen", „im Restaurant mit Freunden essen", „Geld am Geldautomaten abheben" und „eine Fahrkarte kaufen" sind **Beispiele** für Aktivitäten und Teilhabe. Bei den hier aufgeführten Begriffen handelt es sich noch nicht um spezielle Items der ICF. Es sind Beispiele, die jeder für seine eigenen Betrachtungen wählen kann. Den Zusammenhang mit den Items werden wir im nächsten Abschnitt beschreiben. Alle diese Begriffe können als Aktivität oder Teilhabe betrachtet werden.

Oft wird ein zusammenfassender Begriff als Teilhabe betrachtet, die einzelnen dazugehörenden Unterpunkte als Aktivität.
„Einen Haushalt führen" könnte demnach unter dem Blickwinkel der Teilhabe genutzt werden. „Einkaufen gehen", „das Bad putzen", „Kaffee kochen" oder „den Wasserhahn bedienen" sind mögliche Unterpunkte, die als Aktivitäten betrachtet werden können.

Klassifikation

Die Items der ICF sind mit Namen und einem Code versehen. „Einen Haushalt führen" würde dort bei „d6" „häusliches Leben", manche Aspekte bei „d5" „Selbstversorgung" eingeordnet werden (1. Ebene).
Als Unterpunkte (2. Ebene) führt die ICF beim „häuslichen Leben" z.B. „d620" „Waren und Dienstleistungen des täglichen Bedarfs beschaffen" und „d640" „Hausarbeiten erledigen" auf. Wie schon beschrieben stellt die ICF damit ein Ordnungssystem zur Verfügung. „Einkaufen gehen" kann in die Schublade „Waren [...] des täglichen Bedarfs beschaffen" einsortiert werden.

Diese richtige Zuordnung wird meist von Fachdiensten der Leistungsträger durchgeführt. Wenn Sie in Ihren eigenen Worten die wichtigen Punkte zu Ihrer Teilhabe und Aktivität besser ausdrücken können, als es die Namen der Items der ICF zulassen, sollten Sie das auch so tun! Die Nutzung der ICF bedeutet nicht, dass nur noch die Klartextnamen der Items verwendet werden sollen oder können.

4.1.2 Teilhabe

In der Teilkomponente **Teilhabe** wird dargestellt, wie ein Mensch in die Gesellschaft und Umwelt eingebunden ist und wie er dies erlebt (Abbildung 4-2). In diesem Teil des bps-Modells wird das eigene Erleben eines Menschen betrachtet und erfasst.

In anderen Teilen der ICF geht man davon aus, dass es sich bei einer Bewertung um einen Vergleich mit einem Menschen ohne Gesundheitsproblem

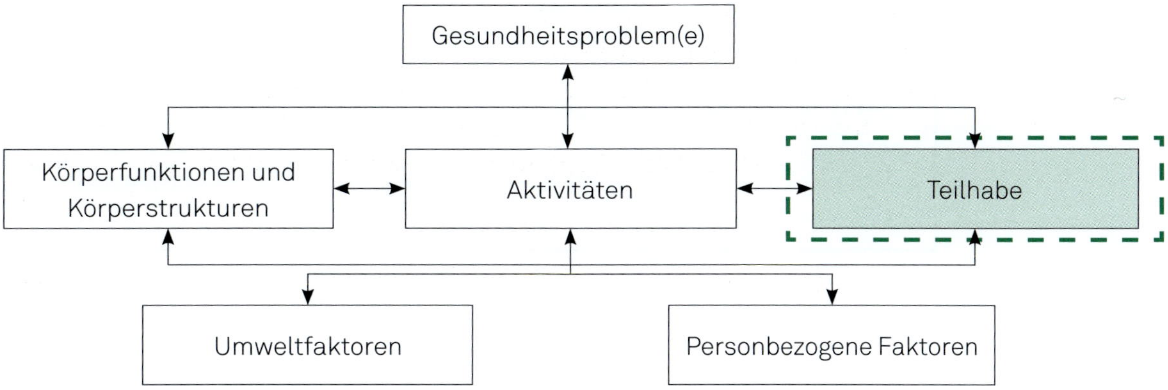

Abbildung 4-2: Teilhabe.

handelt. Es wird gegen einen Erwartungswert verglichen. Für die Teilhabe gilt dieses Normalitätsprinzip jedoch im Verständnis der WHO nicht.

Die Definition zu Teilhabe lautet: Eingebundensein in Gesellschaft und Umwelt. Die WHO stellt in dieser Teilkomponente die Sichtweise eines Menschen mit Gesundheitsproblem in den Mittelpunkt.

Es wird meist Bereiche der Teilhabe geben, in denen ein Mensch mit Gesundheitsproblem oder Behinderung sich ganz im Leben in der Gesellschaft und Umwelt eingebunden erlebt. Ein wichtiger Punkt in der UN-BRK ist, dass eine möglichst umfassende Teilhabe erlebt werden kann. Dazu sind manchmal Leistungen, Assistenz, Hilfsmittel oder Maßnahmen für einen Nachteilsausgleich notwendig. Dies trifft bei einer Bedarfsermittlung vor allem auf die Bereiche zu, in denen eine gleichberechtigte Teilhabe nicht oder nicht vollständig erlebt wird. In der ICF und im bps-Modell odell spricht man dann von **Beeinträchtigung** (→ Glossar) **der Teilhabe.**

Natürlich kann es Bereiche geben, in denen Leistungen notwendig sind, um einen Status quo der Teilhabe zu erhalten. Es muss nicht immer zwangsläufig eine Verbesserung der Teilhabe im Vordergrund stehen.

Als Beispiel könnte eine Person mit einer Lähmung der Beine in ihrer Wohnung eine vollständige Teilhabe erleben. Die baulichen Gegebenheiten und die Ausstattung sind angepasst. Vielleicht gibt es Assistenzleistungen, die bei Aufgaben unterstützen, die nicht allein ausgeführt werden können. Die Teilhabe wird an dieser Stelle als vollständig erlebt. In Bezug auf die Freizeit oder die Mobilität im Wohnort könnte es zur gleichen Zeit eine Beeinträchtigung der Teilhabe geben.

Klassifikation

Soll die Teilkomponente der Teilhabe mit Items genutzt werden, sind weitere Überlegungen notwendig. Durch die gemeinsame Item-Liste von Teilhabe und Aktivität muss bei einer Bedarfsermittlung definiert werden, wie die Items genutzt werden. Jedoch kann diese Teilkomponente des bps-Modells auch ohne Items genutzt werden. Dies können Sie im Arbeitsbuch (→ Kap. 14.2) selbst durchführen.

Bewährt haben sich zwei Möglichkeiten, die Teilhabe zu beschreiben:

- Sehr alltagsnah kann die Teilhabe eines Menschen in den Alltagsbereichen (→ Glossar) erfasst werden. Wir empfehlen diese Möglichkeit und haben sie im Arbeitsbuch aufgegriffen.
- Will man die Itemstruktur der ICF nutzen, so kann man alternativ die neun Lebensbereiche („d1"–„d9") nutzen.

4.1.3 Aktivitäten

In der Teilkomponente **Aktivitäten** wird erfasst, was ein Mensch mit einem Gesundheitsproblem macht oder machen kann (Abbildung 4-3). **In diesem Teil des bps-Modells wird der Menschen als selbständig handelnde Person betrachtet.** Entspricht eine Aktivität der eines gesunden Menschen, ist sie unbeeinträchtigt. Kann ein Mensch eine Aktivität nur eingeschränkt oder nicht durchführen, spricht man von **Beeinträchtigung der Aktivität.**

In diesem Teil der ICF geht man davon aus, dass es bei einer Bewertung um einen Vergleich mit einem Menschen ohne Gesundheitsproblem geht. In der Theorie könnte das derselbe Mensch ohne Gesundheitsproblem oder der Mensch vor und mit Gesundheitsproblem sein. Da dies oft schwer umzusetzen ist, wird gegen einen Erwartungswert („Norm") verglichen. Die Aktivität kann dabei jeweils mit und ohne Assistenz oder Hilfsmittel erfasst und dokumentiert werden. Assistenz oder Hilfsmittel sind dabei Umweltfaktoren (→ Kap. 4.3), die einen Einfluss auf die Aktivität haben.

Vom Vergleich mit einem Durchschnittswert gibt es eine wichtige **Ausnahme:** es kann sein, dass ein Mensch in einer oder mehreren Aktivitäten deutlich besser als der Durchschnitt der gesunden Menschen ist. Kommt es durch ein Gesundheitsproblem zu einer Verschlechterung, kann er immer noch besser als der Durchschnitt sein, obwohl es zu einer deutlichen Verschlechterung gekommen ist. In diesem Fall ist ein Vergleich vor und nach Gesundheitsproblem in der ICF sinnvoll und zulässig.

Die WHO stellt in dieser Teilkomponente Aktivitäten in den Mittelpunkt, die der Mensch ohne Gesundheitsproblem ausführen könnte. Es gibt viele Aktivitäten, die auch viele Menschen ohne Gesundheitsproblem nicht ausführen können. Das wären z. B. Seiltanzen oder ein Instrument spielen oder einen Handstand machen. Konnte ein Mensch schon vor dem Gesundheitsproblem die Aktivität nicht ausführen, so bleibt diese in der Regel unberücksichtigt.

Diese Einschränkung ist bei allen Menschen, die ein Gesundheitsproblem im Laufe ihres Lebens entwickeln, gut nachvollziehbar. Auf Menschen mit einem angeborenen Gesundheitsproblem ist diese Sichtweise nicht so einfach zu übertragen. In diesem Fall vergleicht man deshalb am besten nur mit dem Erwartungswert.

Es wird meist Bereiche der Aktivitäten geben, in denen ein Mensch mit Gesundheitsproblem oder Behinderung nicht beeinträchtigt ist. Bei anderen Aktivitäten kann es Beeinträchtigungen geben. Wichtig erscheint es, auch Aktivitäten aufzuführen, die nur mit Hilfsmittel oder Assistenz keine Beeinträch-

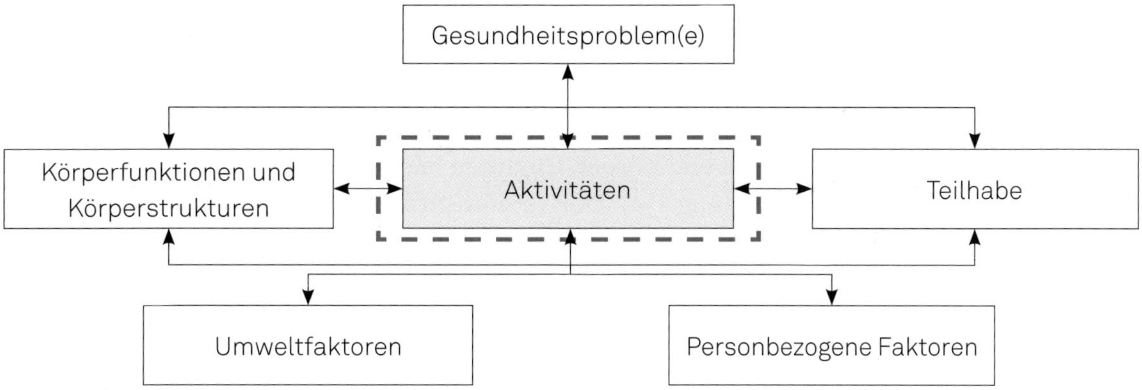

Abbildung 4-3: Aktivitäten.

tigungen aufweisen. In diesem Fall würde ein Wegfall des Hilfsmittels oder der Assistenz zu einer Verschlechterung der Aktivität beitragen. Aus diesem Grund **kann die Aktivität sowohl mit als auch ohne Hilfsmittel und Assistenz angegeben werden.**

In der ICF und im bps-Modell spricht man von **Beeinträchtigung der Aktivität**, wenn eine Ausführung von der Erwartung bei einem gesunden Menschen abweicht. Natürlich kann es Bereiche geben, in denen Leistungen notwendig sind, um einen Status quo der Aktivitäten zu erhalten. Es muss nicht immer zwangsläufig eine Verbesserung der Aktivitäten im Vordergrund stehen.

Zum Beispiel könnte ein Mensch mit einer Beeinträchtigung des Hörens einem Theaterstück gut folgen, wenn es sich um eine Pantomime oder um ein Stück in Gebärdensprache handelt. Bei einem gesprochenen Theaterstück würde man eine Beeinträchtigung erwarten. Ein entsprechendes Hilfsmittel oder eine Gebärdenübersetzung können die Beeinträchtigung in dieser Situation aufheben oder mindern. Damit ist die Beeinträchtigung in der Aktivität „ein Theaterstück besuchen“ weitgehend aufgehoben. Ist es diesem Menschen wichtig, alle Theaterstücke sehen und verstehen zu können, muss das entsprechende Hilfsmittel oder die Gebärdenübersetzung weiterhin möglich sein.

Klassifikation

Soll die Teilkomponente der Aktivitäten mit Items genutzt werden, sind weitere Überlegungen notwendig. Durch die **gemeinsame Item-Liste von Teilhabe und Aktivitäten** muss bei einer Bedarfsermittlung definiert werden, wie die Items genutzt werden. Jedoch kann diese Teilkomponente des bps-Modells auch ohne Items genutzt werden. Dies können Sie im Arbeitsbuch (→ Kap. 14.3) selbst durchführen.

Wer‘s genau wissen will

Alle Items mit „d“ können als Aktivität erfasst werden. Meist werden Items auf der 2. und 3. Ebene in den Instrumenten zur Bedarfsermittlungs aufgeführt. Dort können alle relevanten Aktivitäten oder die beeinträchtigten Aktivitäten erfasst und eingeordnet werden.

4.2 Körperfunktionen und Körperstrukturen

4.2.1 Einführung

Körperfunktionen und Körperstrukturen bilden eine gemeinsame Komponente der ICF (Abbildung 4-4). Dort ist zum größten Teil der „bio"-Anteil des bps-Modells verortet. **Eine kurze Definition ist: der Mensch als biologisches Wesen.** Vereinfacht kann man sagen, dass in dieser Komponente die meisten Symptome, die bei einem Gesundheitsproblem vorhanden sind, aufgeschrieben werden können.

In vielen Instrumenten zur Bedarfsermittlung wird mit der „bio"-Komponente begonnen. Das hat wahrscheinlich unterschiedliche Ursachen. Zum einen ist die Komponente der Körperfunktionen und Körperstrukturen als erste Komponente in der ICF aufgeführt. Und ebenso ist „bio" im bps-Modell als Erstes genannt. Gleichzeitig ist bei vielen Menschen im Gesundheitssystem der Gedankengang von der Diagnose über die Symptome zur Funktionsfähigkeit.

> Wer sich mit Rehabilitation und Behinderung beschäftigt, sollte die Betrachtung von der Teilhabe eines Menschen aus beginnen. Dies beinhaltet sowohl die Beeinträchtigung der Teilhabe als auch die Teilhabeziele eines Menschen. Und das nicht nur in diesem Buch, sondern immer dann, wenn es um die Erfassung der Funktionsfähigkeit und Behinderung einer Person geht. Die WHO macht dazu keine Vorgaben sie überlässt die Reihenfolge der Bearbeitung dem jeweiligen Nutzer.

Es gibt eine Vielzahl von Körperfunktionen und Körperstrukturen, die bei Menschen mit einem Gesundheitsproblem ganz normal sind. Diese sind dann nicht geschädigt. Sind sie im Zusammenhang mit einem Gesundheitsproblem verändert, wird von einer **Schädigung oder Beeinträchtigung** gesprochen. Vergleichswert ist in diesem Fall ein Mensch ohne Gesundheitsproblem. Damit ist die Normerwartung gemeint.

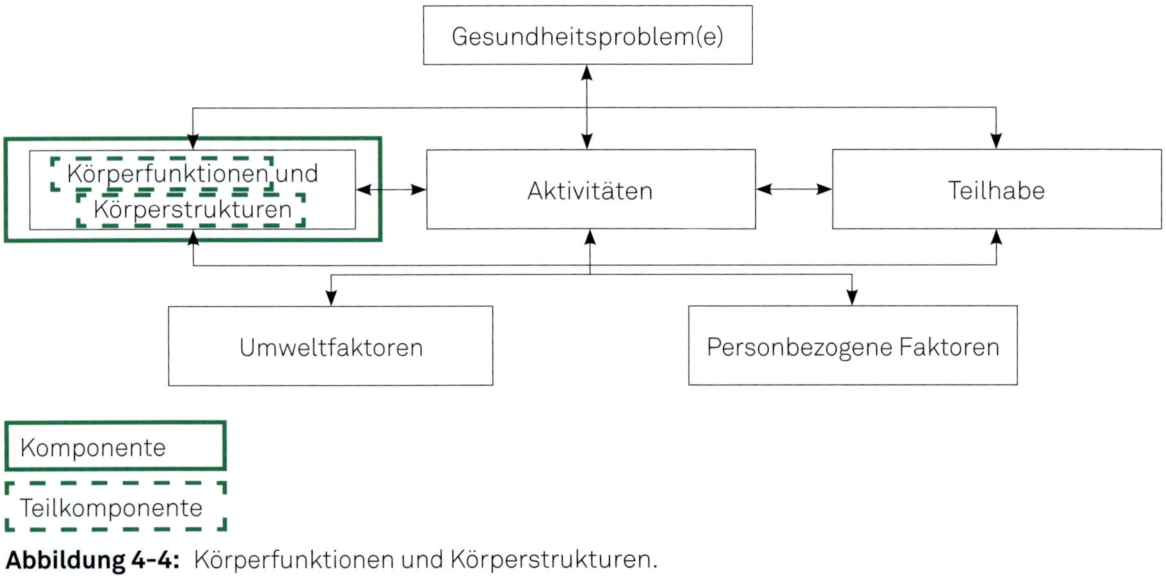

Abbildung 4-4: Körperfunktionen und Körperstrukturen.

Eine Abweichung wird Schädigung oder Beeinträchtigung genannt.

!

In dieser Komponente findet sich oft ein Teil der Erklärung, warum ein Mensch bei einer Aktivität oder in seiner Teilhabe beeinträchtigt ist. Einen anderen wichtigen Teil der Erklärung stellen die Kontextfaktoren (→ Kap. 4.3 und Kap. 4.4) dar.

Klassifikation

Auf der ersten Ebene sind die Items von Körperfunktionen und Körperstrukturen parallel dargestellt. Die „b1" „mentalen Funktionen" sind mit den „s1" „Strukturen des Nervensystems" in einen Bezug gesetzt. Diese Parallelen sind in allen acht Kapiteln auf der 1. Ebene zu finden.

Bei dieser Komponente hat die WHO an einigen Stellen eine 4. Ebene für Items eingefügt!

4.2.2 Körperfunktionen

In dieser Teilkomponente werden alle körperlichen Funktionen abgebildet (Abbildung 4-5). Dies schließt die psychischen Funktionen mit ein. **Die Fragestellung lautet: Was ist die Funktion eines Organs oder eines Muskels? Ist sie durch ein Gesundheitsproblem verändert?** Es wird organnah betrachtet.

Zum Beispiel könnte bei einem Muskel die Kraft oder der Bewegungsumfang geschädigt sein. Bei der Lunge könnte ein Hustenreiz bestehen. Bei den psychischen Funktionen könnte die Schlafqualität beeinträchtigt sein. Körpertemperatur, Tastempfindung oder Geschmackssinn sind weitere Beispiele für Körperfunktionen.

Wer's genau wissen will

Bei den psychischen oder mentalen Funktionen kann man einen Teil des „psycho" im bps-Modell finden. Jedoch kann der Teil „psycho" im Modell auch in den personbezogenen Faktoren (→ Kap. 4.4) gefunden werden. Immer, wenn die Funktion mit einem Gesundheitsproblem im Zusammenhang steht oder deren Folge ist, befindet man sich bei einer Körperfunktion.

Klassifikation

Die Körperfunktionen sind in der ICF mit einer eigenen Teilklassifikation versehen. Dort aufgeführte Items beginnen mit dem Buchstaben **„b"** für „**b**ody function" („Körperfunktion"). Alle Items sind für eine gleichsinnige Verwendung mit Definitionen hinterlegt. Werden Items genutzt, so können sie auf allen Ebenen verwendet werden. Eine Mischung der Ebenen ist zulässig.

- Auf der **1. Ebene** hat diese Teilkomponente 8 Items. Items der 1. Ebene werden auch Kapitel (→ Glossar) genannt.

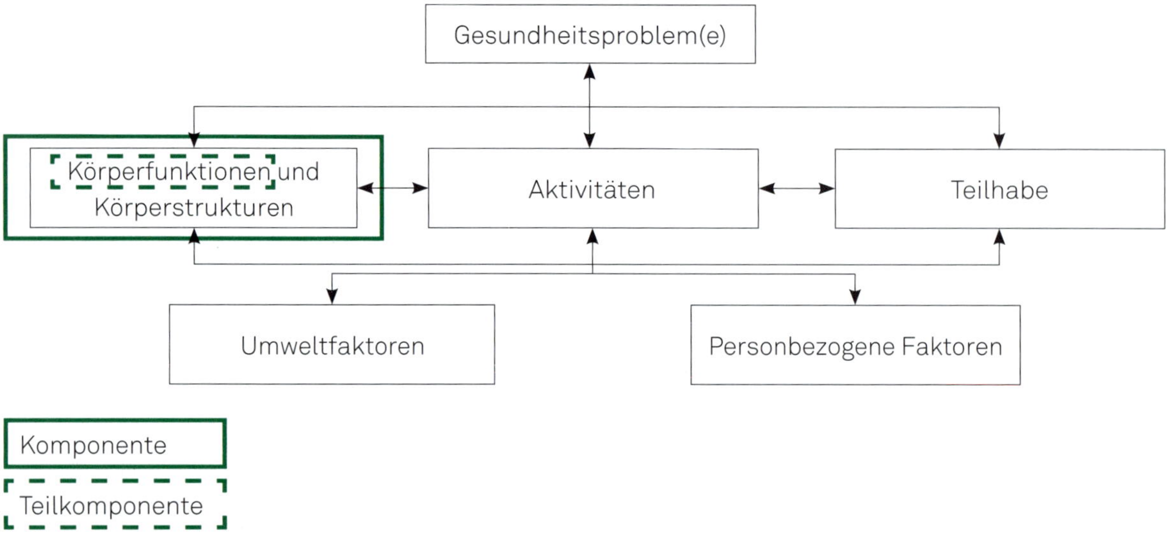

Abbildung 4-5: Körperfunktionen.

- Auf der **2. Ebene** sind es 114 Items. Davon sind 79 Items mit spezifischen Inhalten versehen, 35 Items stellen Restekategorien dar. Die WHO geht davon aus, dass es immer Punkte geben kann, die nicht in die spezifischen Kategorien passen, und hat dafür Restekategorien mit „nicht näher bezeichnet“ oder „anders bezeichnet“ eingefügt.
- Auf der **3. Ebene** sind 323 Items aufgeführt. Davon sind 213 spezifische Kategorien, 110 stellen Restekategorien dar. Die Verteilung ist nicht gleichmäßig über alle Bereiche verteilt. In „b1“ „mentale Funktionen“ gibt es mit Abstand die meisten Items auf der 3. Ebene: 91 (61 + 30). „b8“ „Funktionen der Haut- und Hautanhangsgebilde“ hat auf der 3. Ebene keine Items.
- An wenigen Stellen ist eine **4. Ebene** aufgeführt. Hier finden sich weitere Unterteilungen. Insgesamt sind dort 48 Items aufgeführt (30 + 18).

!

„b“ für „body function“ = Körperfunktion

Die **Kraft eines Muskels** kann **zum Beispiel** in „b7“ eingeordnet werden. „b7“ heißt auch „neuromuskuloskeletale und bewegungsbezogene Funktionen“ **(1. Ebene)**. Dort werden neben der Muskelkraft viele weitere Körperfunktionen als Unterpunkte aufgeführt. Diese sind z. B. „Gelenkbeweglichkeit“ oder „Muskelausdauer“.
Auf der **2. Ebene** ist für die Kraft des Muskels „b730“ das richtige Item: „Funktionen der Muskelkraft“. Dieses Item ist weiter unterteilt.
Auf der **3. Ebene** kann kenntlich gemacht werden, ob es sich um die Kraft einzelner Muskeln, Muskelgruppen oder ganzer Körperteile handelt. „b7301“ „Kraft der Muskeln einer einzelnen Extremität“ ist ein Item auf der 3. Ebene.
Je nach Anlass und Wichtigkeit kann die Aussage auf allen drei Ebenen zielführend sein. Während „b7301“ immer zu „b7“ gehört, da es ein Unterpunkt ist, sind nicht alle „b7“ auch „b7301“!

In vielen Verfahren werden die Körperfunktionen von Ärzten oder medizinischem Fachpersonal beschrieben oder eingeschätzt. Dort wird die höchste Kompetenz zur richtigen Verwendung dieser Items angenommen. Die WHO hat die Verwendung jedoch nicht auf bestimmte Berufsgruppen beschränkt. Insbesondere soll jeder Mensch Gelegenheit erhalten, zu den bei ihm verwendeten Items Stellung zu beziehen und abweichende Einschätzungen kenntlich zu machen (→ Kap. 7.3 und Kap. 7.6)! Damit wird klar, dass sich jeder Mensch mit Behinderung auch zu diesen Punkten äußern kann und soll.

4.2.3 Körperstrukturen

In dieser Teilkomponente werden alle körperlichen Strukturen abgebildet (Abbildung 4-6).

Die Fragestellung lautet: Sind die Körperstrukturen, wie sie bei einem Menschen ohne Gesundheitsproblem zu erwarten sind? Sind sie durch ein Gesundheitsproblem verändert?

> **Zum Beispiel** könnte bei einer Extremität ein Teil fehlen oder kürzer oder länger sein als erwartet. Bei der Lunge könnte es eine Engstelle entlang der Luftwege geben. Beim Nervensystem könnte ein Nerv durchtrennt sein. Eine Narbe am Herzmuskel, die Verkrümmung der Hornhaut oder ein abweichender Darmausgang sind weitere Beispiele für geschädigte oder veränderte Körperstrukturen.

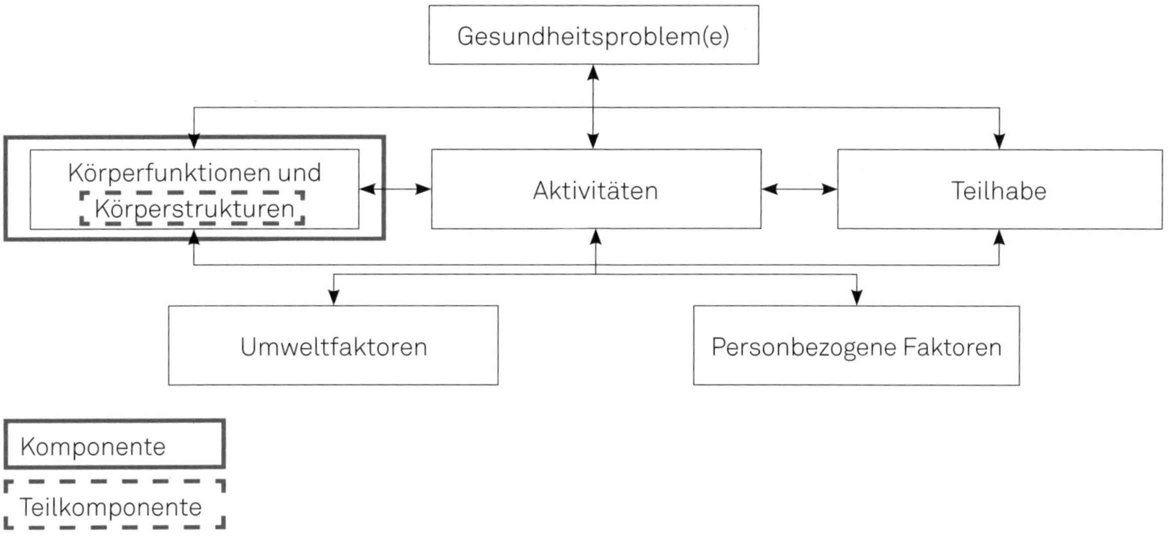

Abbildung 4-6: Körperstrukturen.

Klassifikation

Die Körperstrukturen sind in der ICF mit einer eigenen Teilklassifikation versehen. Dort aufgeführte Items beginnen mit dem Buchstaben **„s"** für „structure" („Körperstruktur"). **Diese Items verfügen als einzige in der ICF über keine Definitionen.** Die WHO geht davon aus, dass bereits weltweit ein einheitliches Verständnis für die Körperstrukturen vorliegt. Werden Items genutzt, so können sie auf allen Ebenen verwendet werden. Eine Mischung von Aussagen auf unterschiedlichen Ebenen ist zulässig.

Auf der **1. Ebene** hat diese Teilkomponente 8 Items. Items der 1. Ebene werden auch Kapitel genannt.

Auf der **2. Ebene** sind es 56 Items. Davon sind 40 Items mit spezifischen Inhalten versehen, 16 Items stellen Restekategorien dar. Die WHO geht davon aus, dass es immer Punkte geben kann, die nicht in die spezifischen Kategorien passen, und hat dafür Restekategorien mit „nicht näher bezeichnet" oder „anders bezeichnet" eingefügt.

Auf der **3. Ebene** sind 168 Items aufgeführt. Davon sind 114 spezifische Kategorien, 54 stellen Restekategorien dar. Die Verteilung ist nicht gleichmäßig über alle Bereiche verteilt. In „s7" „mit der Bewegung in Zusammenhang stehende Strukturen" gibt es mit Abstand die meisten Items auf der 3. Ebene: 41 (27 + 14). Alle Kapitel haben Items auf der 3. Ebene.

In 5 der 8 Kapitel ist eine **4. Ebene** aufgeführt. Hier finden sich weitere Unterteilungen. Insgesamt sind dort 88 Items aufgeführt (58 + 30). Auf der 4. Ebene befinden sich im Kapitel „s7" wiederum mit 43 die meisten Items (29 + 14).

! „s" für „structure" = Körperstruktur

Zum Beispiel kann das **Hüftgelenk** auf der 1. Ebene in „s7" eingeordnet werden. „s7" heißt auch „mit der Bewegung in Zusammenhang stehende Strukturen". Dort werden neben dem Hüftgelenk viele weitere Körperstrukturen als Unterpunkte aufgeführt. Diese sind z. B. „Muskeln des Oberschenkels" oder „Struktur der Hand".

Auf der 2. Ebene ist für das Hüftgelenk „s750" das richtige Item: „Strukturen der unteren Extremität". Dieses Item ist weiter unterteilt.

Auf der 3. Ebene kann kenntlich gemacht werden, ob es sich um die Struktur des Oberschenkels, des Unterschenkels oder des Fußes handelt. „s7500" „Struktur des Oberschenkels" ist ein Item auf der 3. Ebene.

Das Hüftgelenk ist an dieser Stelle ein Unterpunkt auf der 4. Ebene („s75001"). Je nach Anlass und Wichtigkeit kann die Aussage auf allen Ebenen zielführend sein.

Während „s75001" immer zu „s7" gehört, da es ein Unterpunkt ist, sind nicht alle „s7" auch „s75001"!

In vielen Verfahren werden die Körperstrukturen von Ärzten oder medizinischem Fachpersonal beschrieben oder eingeschätzt. Dort wird die höchste Kompetenz zur richtigen Verwendung dieser Items angenommen. Die WHO hat die Verwendung jedoch nicht auf bestimmte Berufsgruppen beschränkt.

Insbesondere soll jede Person Gelegenheit erhalten, zu den bei ihr verwendeten Items Stellung zu beziehen und abweichende Einschätzungen kenntlich zu machen (→ Kap. 7.3 und Kap. 7.6)! Damit wird klar, dass sich jeder Mensch mit Behinderung auch zu diesen Punkten äußern kann und soll.

4.3 Umweltfaktoren

Umweltfaktoren und personbezogene Faktoren heißen gemeinsam Kontextfaktoren (→ Glossar).

In beiden Komponenten können Bedingungen abgebildet werden, die nicht direkt mit dem Gesundheitsproblem in einem Zusammenhang stehen. Sie werden dann wichtig, wenn sie eine Auswirkung auf die Funktionsfähigkeit eines Menschen haben.

Umweltfaktoren (Abbildung 4-7) bilden die gesamte Umwelt eines Menschen ab.

Ein Merksatz kann sein: alles, was außerhalb des Menschen ist.

Das fängt bereits bei der Kleidung und der Brille an. Aber auch die Gesellschaft, Hilfsmittel und Dienst gehören in diese Kategorie. Leistungsträger und Sozialgesetze sind ebenfalls Umweltfaktoren.

Umweltfaktoren werden anders bewertet als die bisher vorgestellten Komponenten der ICF. Weder eine Normerwartung noch ein Viel oder Wenig wird zur Bewertung herangezogen.

Die zentrale Frage lautet: Hat ein Umweltfaktor einen positiven oder negativen Einfluss auf die Funktionsfähigkeit des Menschen?

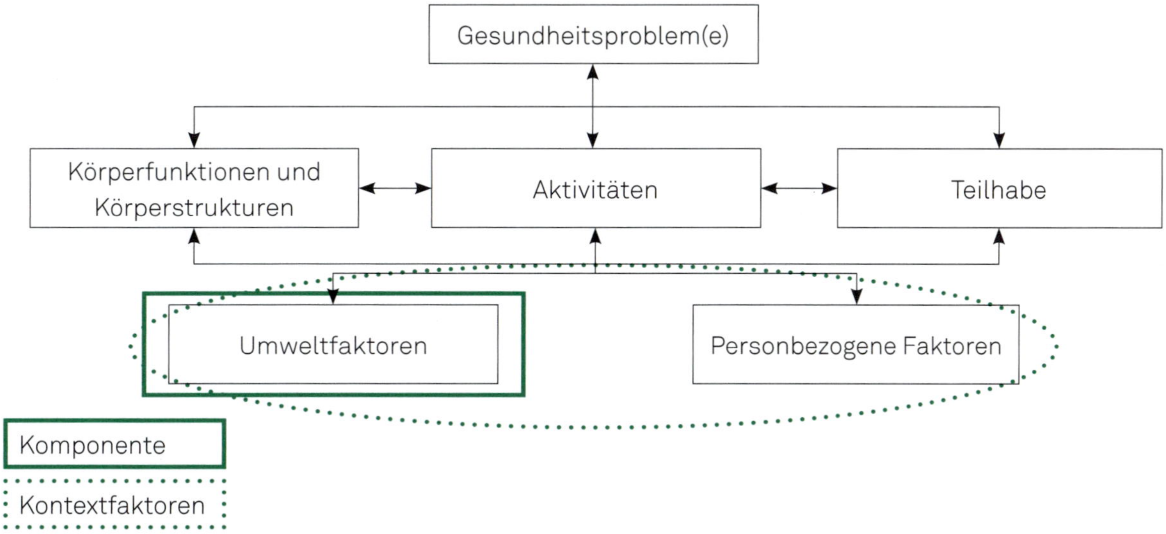

Abbildung 4-7: Umweltfaktoren.

Umweltfaktoren werden folgend als Förderfaktor (→ Glossar) oder als Barriere (→ Glossar) bezeichnet. Wichtige Frage ist, ob ein Umweltfaktor tatsächlich vorhanden und potenziell nutzbar ist.

Ein Beispiel für einen Umweltfaktor ist die Unterstützung durch Freunde. Wird diese im Sinne des bps-Modells betrachtet, stellt sich die Frage, ob die Unterstützung durch die Freunde ein Förderfaktor z. B. für einen Alltagsbereich darstellt oder sogar eine Barriere. Die Anzahl der Freunde ist dabei nicht wichtig. Auch die Frage, ob oder wie stark jemand seine Freunde mag oder nicht, ist an dieser Stelle nicht von Belang.

Wer's genau wissen will

Die Unterstützung durch die Freunde kann in zwei wichtigen Aspekten weiter unterteilt werden.

1. Ein Teil der Freunde kann sich als Förderfaktor erweisen, ein anderer Teil als Barriere. Sind die beiden Einflüsse wichtig, können sie beide für die Funktionsfähigkeit erfasst werden. Die Bildung von Durchschnittswerten sollte an dieser Stelle unterbleiben. Dadurch würden wichtige Informationen verloren gehen.
2. Die Unterstützung durch die Freunde kann sich in einem Alltagsbereich als Förderfaktor erweisen, in einem anderen ggf. als Barriere. Die WHO spricht dabei von **Konstruktbezug** (→ Glossar). Sie empfiehlt diese Sichtweise auf Umweltfaktoren. In diesem Fall ist es hilfreich, beide Auswirkungen zu dokumentieren. **Die Frage ist: für welchen Alltagsbereich oder in welcher Fragestellung ist ein Umweltfaktor Förderfaktor oder Barriere.**

! Die WHO empfiehlt den Konstruktbezug bei Umweltfaktoren.

Sollte ein Umweltfaktor für einen Alltagsbereich oder insgesamt nicht relevant für die Funktionsfähigkeit sein, wird er nicht weiter betrachtet oder dokumentiert.

Klassifikation

Die Umweltfaktoren sind in der ICF mit einer eigenen Teilklassifikation versehen. Dort aufgeführte Items beginnen mit dem Buchstaben **„e"** für „**e**nvironmental factors" („Umweltfaktoren"). Die einzelnen Items verfügen über Definitionen, um eine gleichsinnige Verwendung zu ermöglichen. Werden Items genutzt, so können sie auf allen Ebenen verwendet werden. Eine Mischung von Aussagen auf unterschiedlichen Ebenen ist zulässig.

Auf der **1. Ebene** hat diese Komponente 5 Items. Die Items der 1. Ebene werden auch Kapitel genannt.

Auf der **2. Ebene** sind es 74 Items. Davon sind 64 Items mit spezifischen Inhalten versehen, 10 Items stellen Restekategorien dar. Die WHO geht davon aus, dass es immer Punkte geben kann, die nicht in die spezifischen Kategorien passen, und hat dafür Restekategorien mit „nicht näher bezeichnet" oder „anders bezeichnet" eingefügt.

Auf der **3. Ebene** sind 179 Items aufgeführt. Davon sind 103 spezifische Kategorien, 76 stellen Restekategorien dar. Die Verteilung ist nicht gleichmäßig über alle Kapitel verteilt. In „e5" „Dienste, Systeme und Handlungsgrundsätze" gibt es mit Abstand die meisten Items auf der 3. Ebene: 90 (54 und 36). Die Kapitel „e3" und „e4" haben keine Items auf der 3. Ebene.

„e" für „environmental factors" = Umweltfaktoren

!

Zum Beispiel kann die Unterstützung durch Freunde in „e3" eingeordnet werden. „e3" heißt auch „Unterstützung und Beziehungen". Dort werden neben den Freunden viele weitere Personen als Unterpunkte aufgeführt. Diese sind z. B. „engster Familienkreis", „Fremde" oder „Untergebene". Auch „domestizierte Tiere" (= Haustiere) stellen eine Untergruppe von „e3" dar.
Auf der 2. Ebene ist für die Unterstützung durch die Freunde „e320" das richtige Item: „Freunde". Dieses Item ist nicht weiter unterteilt.
Während „e320" immer zu „e3" gehört, da es ein Unterpunkt ist, sind nicht alle „e3" auch „e320"!

Wer's genau wissen will

Die WHO hat das soziale Umfeld eines Menschen in zwei Kapitel der Umweltfaktoren aufgeteilt. In „e3" werden die Aspekte „Unterstützung und Beziehungen" von Familie, Freunden, Arbeitskollegen etc. betrachtet. In „e4" sind fast die identischen Personenkreise aufgeführt, jedoch geht es dort um den Aspekt „Einstellungen". In „e4" können also förderliche oder als Barriere wirkende Einstellungen kenntlich gemacht werden. Unter anderem sind viele Aspekte von Stigmatisierung dort abbildbar.
Es gibt auf der 2. Ebene jedoch auch Unterschiede in diesen zwei Kapiteln. So sind z. B. Haustiere bei „Unterstützung und Beziehungen" aufgeführt, jedoch nicht bei „Einstellungen". Bei „e4" sind „gesellschaftliche Einstellungen" und „gesellschaftliche Normen" aufgeführt. Zu diesen Punkten gibt es keine Entsprechungen in „e3".

In einigen Instrumenten zur Bedarfsermittlungs ist ausgeführt, dass bei den Umweltfaktoren ausschließlich die Sichtweisen des Menschen mit Behinderung dargestellt werden können oder sollen. In der ICF wird nicht geregelt, wer Aussagen zu den relevanten Umweltfaktoren machen soll oder kann.

Die Autoren empfehlen eine differenzierte Beurteilung aus subjektiver und objektiver Sicht. Kommt es dabei zu unterschiedlichen Einschätzungen, sollten diese auch so dokumentiert werden.

4.4 Personbezogene Faktoren

Personbezogene Faktoren und Umweltfaktoren heißen gemeinsam Kontextfaktoren.

In beiden Komponenten können Bedingungen abgebildet werden, die nicht direkt mit dem Gesundheitsproblem in einem Zusammenhang stehen. Sie werden dann wichtig, wenn sie eine Auswirkung auf die Funktionsfähigkeit haben.

Personbezogene Faktoren (Abbildung 4-8) stellen den Menschen unabhängig vom Gesundheitsproblem dar.

> Alter, Geschlecht, Einstellungen, Talente, Begabungen und Gewohnheiten sind **Beispiele** für personbezogene Faktoren.

Ein Merksatz kann sein: alles, was den Menschen ausmacht, aber nicht Teil des Gesundheitsproblems ist.

Klassifikation

Die WHO hat die personbezogenen Faktoren als wichtigen Bestandteil des bps-Modells und der ICF als Klassifikation aufgenommen. Sie hat jedoch nur sehr knapp formuliert, was damit gemeint sein kann. Eine eigene Teilklassifikation hat sie nicht erarbeitet. Eine Erklärung dazu ist, dass in den weltweit unterschiedlichen Kulturen keine Einigkeit herrscht, was zu einer Person gehört. Diese Komponente kann im nationalen Rahmen gefüllt werden, wenn dies sinnvoll erscheint.

Personbezogene Faktoren wird absichtlich ohne „en" geschrieben. Damit will man klarstellen, dass es sich um *eine* Person und nicht um Personen im Allgemeinen handelt! „Persönliche Faktoren" findet auch als Name für diese Komponente Verwendung. Jedoch sollte klar sein, dass es sich nicht um allgemeine persönliche Informationen (wie z. B. Telefonnummer oder Anschrift) handelt, sondern um spezifische Informationen (wie z. B. Einstellungen oder Gewohnheiten).

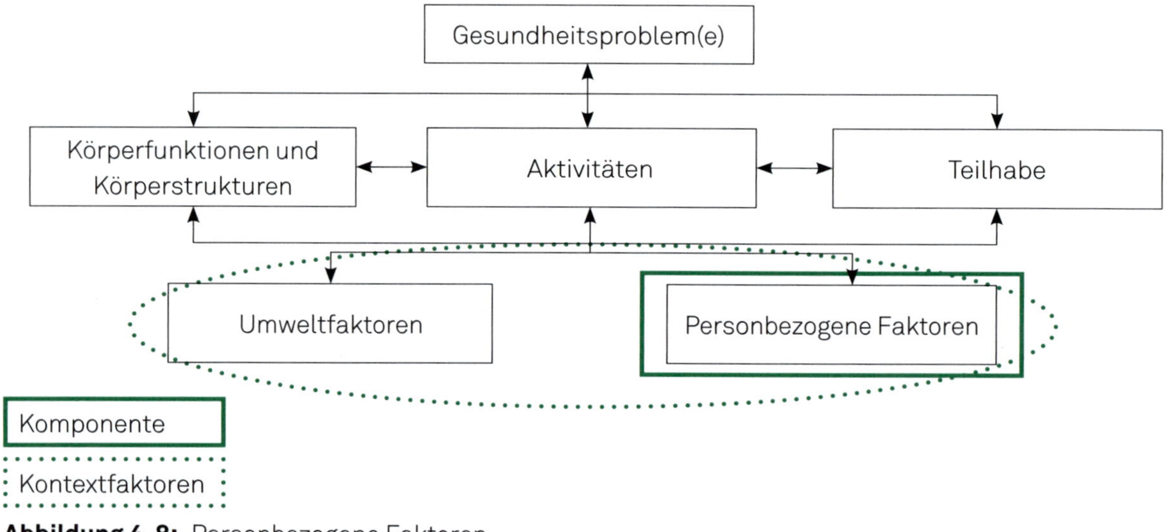

Abbildung 4-8: Personbezogene Faktoren.

Personbezogene Faktoren = persönliche Faktoren

!

Wer's genau wissen will

Die WHO hat neben einem kurzen Text auch Punkte aufgeführt, die zu den personbezogenen Faktoren gehören könnten. Einige dieser Beispiele werden in der deutschen Veröffentlichung nicht geteilt. Dies sind z.B. genetische Faktoren, vergangene Erfahrungen und andere Gesundheitsprobleme. Diese abweichende Sichtweise wurde in der Veröffentlichung begründet (Grotkamp et al., 2020).

Personbezogene Faktoren werden anders bewertet als die in Kap. 4.1 und 4.2 vorgestellten Komponenten der ICF. Weder eine Normerwartung noch ein Viel oder Wenig wird hier herangezogen. **Die zentrale Frage lautet: Hat ein personbezogener Faktor einen positiven oder negativen Einfluss auf die Funktionsfähigkeit des Menschen?** Sie werden folgend als **Förderfaktor** (→ Glossar) oder als **Barriere** (→ Glossar) bezeichnet.

Wer's genau wissen will

Der Bereich der personbezogenen Faktoren wird von vielen Menschen als sehr persönlich erlebt. Ob er im Rahmen einer Bedarfsermittlung nicht nur erhoben, sondern auch dokumentiert werden soll, ist umstritten. Bei der Erstellung der deutschen Version für diese Komponente wurde intensiv und unter Einbezug der Selbsthilfe über die Verwendung diskutiert. Drei Punkte haben dabei eine wichtige Rolle gespielt. Sie sollten bei der Verwendung beachtet werden!

1. Es soll der Einfluss z.B. einer Einstellung oder eines Talentes auf die Funktionsfähigkeit abgebildet werden. Dabei steht der Einfluss und nicht die genaue Beschreibung dieser Einstellung (oder des Talentes) im Mittelpunkt der Betrachtung.
2. Nur für die Funktionsfähigkeit relevante personbezogene Faktoren dürfen dokumentiert werden.
3. Die Nutzung dieser Komponente erhöht die Transparenz und Nachvollziehbarkeit einer Bedarfsermittlung. Ein Mensch, dessen personbezogene Faktoren erfasst oder dokumentiert werden, muss davon Kenntnis haben und dazu Stellung nehmen können (→ Kap. 7.3 und Kap. 7.6).

Ein Beispiel für einen personbezogenen Faktor ist die Einstellung zur Arbeit. Wird diese im Sinne des bps-Modells betrachtet, stellt sich die Frage, ob diese Einstellung ein Förderfaktor z.B. für einen Alltagsbereich darstellt oder eine Barriere. Die genaue Einstellung muss dazu nicht zwingend dokumentiert werden.

Die Einstellung zur Arbeit kann für einen Alltagsbereich ein Förderfaktor, für einen anderen eine Barriere sein. So kann diese Einstellung z.B. einen gegenläufigen Einfluss auf die Alltagsbereiche „Arbeit" und „Erholung und Freizeit" haben. Hat ein Mensch die Einstellung, Arbeit sei für ihn ein sehr wichtiger Alltagsbereich, in dem er alles sehr genau erledigen will, kann dies für eine Arbeit in der Buchhaltung einen Förderfaktor darstellen. Gleichzeitig kann diese Einstellung eine Barriere für seine Erholung und Freizeit darstellen.

Der **Konstruktbezug** (→ Glossar und Kap. 4.3), den die WHO für die Umweltfaktoren empfiehlt, sollte bei den personbezogenen Faktoren ebenfalls umgesetzt werden. In diesem Fall ist es hilfreich, beide Auswirkungen zu dokumentieren. **Die grundsätzliche Frage lautet:** Für welchen Alltagsbereich oder in welcher Fragestellung ist ein personbezogener Faktor Förderfaktor oder Barriere.

Ist darüber hinaus die konkrete Einstellung für die Ermittlung der Funktionsfähigkeit relevant, ist die genaue Dokumentation im Wissen und im Einverständnis der Person mit Behinderung möglich.

Klassifikation

Die WHO hat für die personbezogenen Faktoren der ICF keine Teilklassifikation erstellt. Für den deutschsprachigen Raum hat eine Arbeitsgruppe diese Teilklassifikation erstellt und veröffentlicht (Grotkamp et al., 2020). Sie wurde zuletzt 2020 überarbeitet. Dort aufgeführte Items beginnen mit dem Buchstaben **„i"** für „**i**ndividual factor" („personbezogener Faktor"). Die einzelnen Items verfügen über Definitionen, um eine gleichsinnige Verwendung zu ermöglichen. Werden Items genutzt, so können sie auf allen Ebenen verwendet werden. Eine Mischung von Aussagen auf unterschiedlichen Ebenen ist zulässig.

Auf der **1. Ebene** hat diese Komponente 5 Items. Die Items der 1. Ebene werden auch Kapitel genannt.

Auf der **2. Ebene** sind es 79 Items. Davon sind 55 Items mit spezifischen Inhalten versehen, 24 Items stellen Restekategorien dar. Die Vorgehensweise der WHO in den anderen Komponenten wurde hier übernommen. Es kann immer Punkte geben, die nicht in die spezifischen Kategorien passen. Dafür wurden Restekategorien mit „nicht näher bezeichnet" oder „anders bezeichnet" eingefügt.

Eine **3. Ebene** ist für diese Komponente (noch) nicht erstellt.

!

„i" für „individual factor" = personbezogener Faktor.
Dafür gibt es keine Items von der WHO!

Die Einstellung zu Arbeit kann **zum Beispiel** in „i4" eingeordnet werden. „i4" heißt auch „Einstellungen, Handlungskompetenz und Gewohnheiten". Dort werden neben der Einstellung zu Arbeit viele weitere Unterpunkte aufgeführt. Diese sind z. B. „Lebenszufriedenheit", „Einstellung zu Gesundheit" oder „Freizeitgewohnheiten". Auch „Selbstkompetenz" stellt eine Untergruppe von „i4" dar.

Auf der 2. Ebene ist für die „Einstellung zur Arbeit" „i422" das richtige Item. Dieses Item ist nicht weiter unterteilt.

Während „i422" immer zu „i4" gehört, da es ein Unterpunkt ist, sind nicht alle „i4" auch „i422"!

Klassifikation

In der deutschen Version für diese Komponente werden fünf Kapitel aufgeführt. Drei dieser Kapitel stehen mit anderen Komponenten des bps-Modells in einem Zusammenhang. „i2" „physische Faktoren" und „i3" „mentale Faktoren" haben eine **Überschneidung** mit Körperfunktionen und Körperstrukturen. Während bei „b" „Körperfunktionen" und „s" „Körperstrukturen" Abweichungen durch ein Gesundheitsproblem beschrieben und dokumentiert werden können, wird bei „i" dokumentiert, wenn es um Merkmale eines Menschen geht, die unabhängig vom Gesundheitsproblem sind. Dann kann von Förderfaktor oder Barriere gesprochen werden. Hier können folglich auch Stärken dokumentiert werden (→ Kap. 14.7)!

Ist ein Mensch sehr gewissenhaft, so kann dies bei den personbezogenen Faktoren **zum Beispiel** einen Förderfaktor oder eine Barriere für einen Alltagsbereich darstellen, wenn es nicht mit dem Gesundheitsproblem direkt in Verbindung steht. Hat ein Mensch jedoch eine Zwangserkrankung und es liegt ein zwanghaftes Denken vor, dass alles sehr genau gemacht werden muss, würde man dies unter „b" dokumentieren. Hier liegt krankheitsbedingt eine Abweichung von einer erwarteten Körperfunktion vor.

Im Kapitel „i5" „Lebenslage" wird von einem **Korrespondenzpaar** zu den Umweltfaktoren gesprochen. So ist der Ehepartner ein Umweltfaktor, da außerhalb der eigenen Person befindlich. Die alleinige Tatsache, dass man verheiratet ist, stellt hingegen einen personbezogenen Faktor dar. Oft kann es ausreichend sein, entweder die Umweltperspektive oder die Personperspektive einzunehmen. Manchmal ist es auch wichtig, beide Perspektiven darzustellen.

Bei den personbezogenen Faktoren können sehr gut Talente, Fähigkeiten und förderliche Einstellungen dokumentiert werden. Man kann in diesem Bereich die persönlichen Ressourcen erfassen.

In einigen Instrumenten zur Bedarfsermittlung ist ausgeführt, dass personbezogene Faktoren ausschließlich aus der Sichtweise des Menschen mit Behinderung dargestellt werden sollen. In der ICF wird nicht geregelt, wer Aussagen zu den relevanten personbezogenen Faktoren machen soll oder kann.

Die Autoren empfehlen eine differenzierte Beurteilung aus subjektiver und objektiver Sicht. Kommt es dabei zu unterschiedlichen Einschätzungen, sollte das auch so dokumentiert werden.

4.5 Funktionsfähigkeit

Funktionsfähigkeit ist ein Begriff, der mit der ICF eingeführt worden ist. Im Englischen heißt der Begriff „functioning". In der deutschen Sprache wird „funktionieren" eher mit Maschinen als mit Menschen in Verbindung gebracht. Deshalb wurde der Begriff mit Funktionsfähigkeit übersetzt.

Dieser Begriff steht für eine Gesamtsicht auf die Komponenten des bps-Modells und der ICF. Die Funktionsfähigkeit wird im Wechselwirkungsmodell abgebildet. Ist die Funktionsfähigkeit beeinträchtigt, spricht man von Behinderung. Liegt in einer der Komponenten eine Schädigung oder Beeinträchtigung vor, liegt in dieser Definition auch eine Behinderung (nach ICF) vor. Dies ist ein sehr weitreichender Begriff von Behinderung. **Deshalb ist es besser, im Zusammenhang mit der ICF von Beeinträchtigung der Funktionsfähig-**

keit und nicht von Behinderung nach ICF zu sprechen. Den Begriff „Behinderung“ auf die Sozialgesetze zu beziehen dient der sprachlichen Klarheit.

> ICF hat einen weitreichenden Behinderungsbegriff.

Wer's genau wissen will

Funktionsfähigkeit wird in der ICF in zwei unterschiedlichen Definitionen aufgegriffen. Zum einen werden damit alle Aspekte der Komponenten Körperfunktionen und -strukturen, Aktivität und Teilhabe verstanden (WHO, 2005, S. 9). Zum anderen werden darunter im Vorwort der deutschen Ausgabe (WHO, 2005, S. 4) und im Anhang (WHO, 2005, S. 145) alle Aspekte aller Komponenten (also inkl. Umweltfaktoren und personbezogener Faktoren) verstanden. Diese Unklarheit wird von der WHO und dem deutschen Herausgeber nicht näher erläutert.

Eine Erklärung dafür könnte die Unterscheidung zwischen Leistung und Leistungsfähigkeit sein (→ Kap. 4.1).

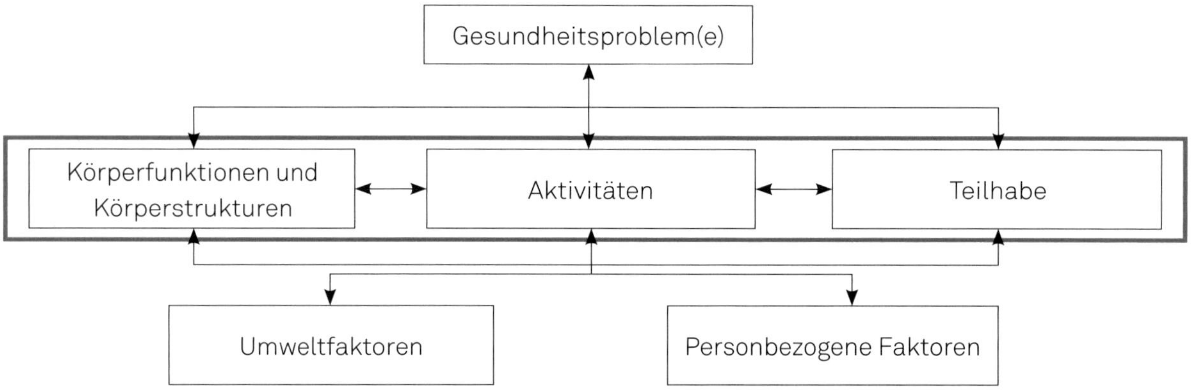

Abbildung 4-9: Funktionsfähigkeit (Leistungsfähigkeit).

Betrachtet man die Funkionsfähigkeit unter dem Aspekt der Leistungsfähigkeit (Abbildung 4-9), geht man meist auf die Suche nach optimalen Kontextfaktoren für die bestmögliche Funktionsfähigkeit. Der Fokus liegt auf den beiden ersten Komponenten.

Betrachtet man die Funktionsfähigkeit unter dem Aspekt Leistung (Abbildung 4-10), ist das gesamte bps-Modell zu berücksichtigen.

> Da eine Behinderung nach der UN-BRK eine Wechselwirkung zwischen einem Menschen mit einem Gesundheitsproblem und seiner Umwelt darstellt, ist die in Abbildung 4-10 aufgeführte Sichtweise zentral. Nur sie beinhaltet die Kontextfaktoren und damit auch die Umweltfaktoren. Das Gesundheitsproblem ist integraler Bestandteil der Betrachtung.

Wörtlich steht im Vorwort der deutschen Ausgabe der ICF:

> „Der Begriff der Funktionsfähigkeit eines Menschen umfasst alle Aspekte der funktionalen Gesundheit. Eine Person ist funktional gesund, wenn – vor dem Hintergrund ihrer Kontextfaktoren –

1. ihre körperlichen Funktionen (einschließlich des mentalen Bereichs) und Körperstrukturen denen eines gesunden Menschen entsprechen (Konzepte der Körperfunktionen und -strukturen),
2. sie all das tut oder tun kann, was von einem Menschen ohne Gesundheitsproblem (ICD) erwartet wird (Konzept der Aktivitäten),
3. sie ihr Dasein in allen Lebensbereichen, die ihr wichtig sind, in der Weise und dem Umfang entfalten kann, wie es von einem Menschen ohne gesundheitsbedingte Beeinträchtigung der Körperfunktionen oder -strukturen oder der Aktivitäten erwartet wird (Konzept der Partizipation [Teilhabe] an Lebensbereichen)." (WHO, 2005, S. 4)

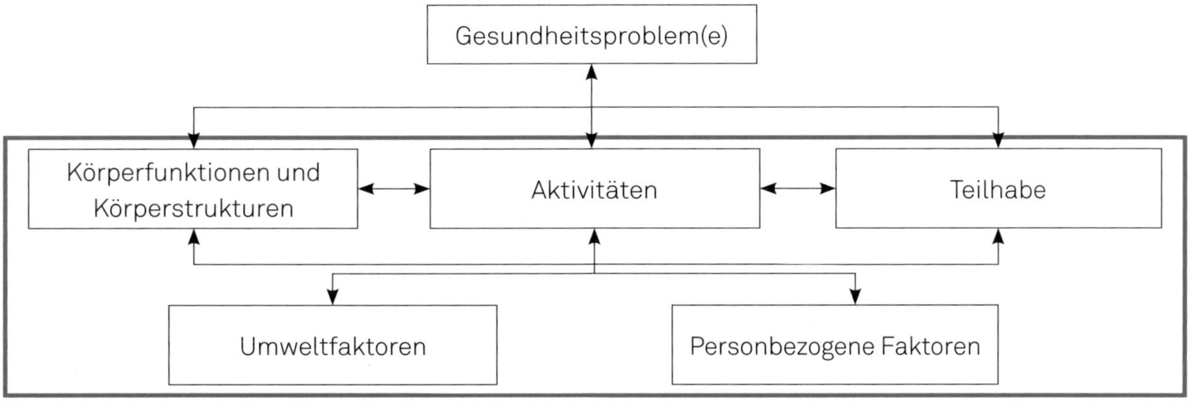

Abbildung 4-10: Funktionsfähigkeit (Leistung).

Einen einzelnen Aspekt der Komponenten der ICF kann man meist objektiv beobachten, einschätzen und manchmal sogar messen, z. B. die Kraft eines Muskels oder wie viele Meter ein Mensch in einer bestimmten Zeit zurücklegt. Im Wechselwirkungsmodell der Funktionsfähigkeit werden Zusammenhänge dargestellt. Diese Zusammenhänge können mehr oder weniger plausibel sein. Sie stellen jedoch eine Art Hypothese dar. **Wir können bezüglich der Funktionsfähigkeit besser von einer Hypothese zur Funktionsfähigkeit (→** Glossar**) sprechen.**

> **Im eben aufgeführten Beispiel** könnte die fehlende Kraft in bestimmten Muskeln dafür verantwortlich sein, dass ein Mensch eine kürzere Wegstrecke als von einem Gesunden erwartet zurücklegt. Genauso gut könnte es aber auch andere Gründe für die reduzierte Wegstrecke geben: Ängste oder ein fußlahmer Hund.

In einigen Veröffentlichungen wird von Teilhabehypothese oder Rehabilitationshypothese gesprochen.

Sozialrechtlich ist die Beeinträchtigung der Funktionsfähigkeit eine wichtige Voraussetzung für einen Bedarf. Dabei ist die Teilhabe von zentralem Interesse. **Nur wenn eine (drohende) Beeinträchtigung der Teilhabe vorliegt, kann es zur Bewilligung einer Leistung kommen.** Eine erkennbare Zielsetzung der Person stellt eine weitere wichtige Voraussetzung dar.

5 Funktionsfähigkeit als Hypothese

Das Thema Funktionsfähigkeit haben wir in den vorangegangenen Kapiteln bereits behandelt. Zu den Aspekten des Wechselwirkungsmodells (→ Kap. 3.8) und der Definition der Funktionsfähigkeit (→ Kap. 4.5) verweisen wir an die entsprechenden Textstellen.

In diesem Kapitel werden wir uns mit der praktischen Umsetzung der Funktionsfähigkeit in der Bedarfsermittlung beschäftigen. Wir zeigen eine Möglichkeit der übersichtlichen Darstellung auf.

Einen einzelnen Aspekt der Funktionsfähigkeit kann man meist gut messen, erfassen und beschreiben. Dabei kann es sich z. B. um die Kraft eines Muskels, die Struktur eines Organs oder das Lösen einer Aufgabe handeln. Die Ergebnisse können dann in den einzelnen Komponenten oder Items einsortiert werden.

> **!** Die Beeinträchtigung der Funktionsfähigkeit stellt jedoch nicht die Summe aller Schädigungen und Beeinträchtigungen dar. Vielmehr geht es um die Abbildung der wichtigen Punkte im bps-Modell, das die WHO der ICF zugrunde gelegt hat. Es wird ein Zusammenhang zwischen den einzelnen Punkten oder Items hergestellt. Diese Zusammenhänge sollen ein plausibles Bild der Funktionsfähigkeit ergeben. Da diese Zusammenhänge jedoch oft nicht beweisbar sind, kann man von der Funktionsfähigkeit als Annahme oder Hypothese sprechen. Diese Annahme kann sich im weiteren Verlauf bestätigen oder sie wird durch neue Erkenntnisse angepasst.

Maßnahmen lassen sich durch die Funktionsfähigkeit eines Menschen und seine Ziele plausibel begründen. Sie bilden eine sachliche und beschreibbare Grundlage eines Bedarfs.

Die Darstellung der Funktionsfähigkeit und deren Beeinträchtigung erfolgt meist unter dem Aspekt der Leistung. Es werden die Kontextfaktoren (→ Kap. 4.1: Leistung) mit eingeschlossen. Die betrachtete Lebenssituation ist das tatsächliche, konkrete Lebens- und Arbeitsumfeld des Menschen mit Behinderung. Alle Komponenten der ICF werden folglich in die Funktionsfähigkeit mit einbezogen. Dies ist mit dem farbigen Rahmen in Abbildung 4-10 dargestellt.

> Den besten Ausgangspunkt für eine Hypothese zur Funktionsfähigkeit stellt die Orientierung an den Wünschen und Teilhabezielen eines Menschen dar. Eine solche Herangehensweise kommt den wichtigen Bedürfnissen des Menschen mit Behinderung nahe. Sie erleichtert der bedarfsermittelnden Person, die **relevanten** Punkte oder Items zu finden.

Wer's genau wissen will
Die Fokussierung auf die relevanten Punkte ist bereits in den Anforderungen an die Bedarfsermittlung betont worden. In den ethischen Leitlinien der ICF (→ Kap. 7.4) sind weitere Hinweise dazu zu finden.

Das Leben eines jeden Menschen ist eine komplexe Angelegenheit. Betrachtet man eine einzelne Situation oder einen Alltagsbereich, finden sich vielfältige Einflüsse. Jeder dieser Einflüsse kann betrachtet werden. In der Bedarfsermittlung soll hingegen nur auf die relevanten Einflüsse eingegangen werden.

Die Erstellung einer Hypothese zur Funktionsfähigkeit kann im Arbeitsbuch Schritt für Schritt erarbeitet werden (→ Kap. 14). Hier wollen wir einige Hinweise zum Vorgehen geben und diese begründen.

1. Es ist hilfreich, für **jeden Alltagsbereich,** in dem eine Zielsetzung vorliegt, eine **eigene Hypothese** zur Funktionsfähigkeit aufzustellen.

Wer's genau wissen will
Dieses Vorgehen dient der Übersichtlichkeit und dem Verständnis. Wenn man der im Buch empfohlenen Gliederung nach den Alltagsbereichen folgt, kann es somit bis zu fünf Hypothesen zur Funktionsfähigkeit einer Person geben. Durch dieses Vorgehen wird es leicht möglich, Kontextfaktoren je nach Alltagsbereich als Förderfaktor oder Barriere abzubilden. Der Alltagsbereich stellt dabei den Konstruktbezug (→ Glossar) dar, den die WHO für die Kontextfaktoren vorsieht.

2. Man beginnt bei der Erstellung einer Hypothese immer beim Teilhabeziel bzw. bei der Teilhabe. Erst danach erfasst man in der Folge die relevanten Aktivitäten, zuletzt die Körperfunktionen und Körperstrukturen sowie die Kontextfaktoren.

Wer's genau wissen will
In medizinisch geprägten Bereichen wie dem Gesundheitssystem wird meist von einer Krankheit und den vorliegenden Symptomen aus gedacht und gehandelt. **In den Bereichen der Behinderung und Rehabilitation sollte hingegen die Teilhabe des Menschen am Beginn der Betrachtung liegen, da der medizinische Teil bereits als aufgeklärt gelten kann.** Dadurch ist die Ausrichtung auf die Teilhabe bereits im Vorgehen fest verankert.

3. Oft ist es hilfreich, sich auf die wichtigen Punkte oder Items zu konzentrieren. Dies erhöht die Übersichtlichkeit. Gleichzeitig verbessert es die Absprachen zwischen allen Beteiligten. In den Grundsätzen zur Bedarfsermittlung (→ Kap. 9) wird von **relevanten** Punkten gesprochen.

Auch wenn für einen Alltagsbereich viele Punkte oder Items eine Relevanz haben können, empfiehlt es sich, die zentralen Items in den Vordergrund zu stellen. Eine feste Zahl von Items ist nicht definiert. Aus der praktischen Anwendung ergeben sich jedoch deutliche Hinweise, dass in einer Hypothese, die aus fünf bis zehn Items aufgebaut ist, gut beschrieben werden kann. In diesem Fall sind die wichtigsten Punkte benannt. Alle beteiligten Personen haben ein gemeinsames Verständnis der Funktionsfähigkeit.

5–10 Punkte oder Items sind oft ideal.

Den größten Unterschied zwischen einer Diagnose nach ICD und einer nach ICF stellt folgende Tatsache dar: Für eine Diagnose nach ICD werden viele einzelne Informationen (Symptome) zu der Erkenntnis einer kausalen Krankheitsdiagnose verdichtet. Bei der Erfassung (Diagnose) der Funktionsfähigkeit erfolgt dagegen die zusammenfassende Beschreibung aller relevanten einzelnen Aspekte. Es stellt eine „beschreibende Diagnose" nach ICF dar. Hilfreich ist es, die aufgeführten relevanten Punkte in einen kurzen Text zusammenzufassen. Ein solcher Text sollte allen beteiligten Personen (oder deren Stellvertretung) vorliegen und verständlich formuliert sein.

Oft wird nach einer bestimmten Zeit erneut die Funktionsfähigkeit erfasst. Die aufgeschriebenen Hypothesen sollten spätestens dann überprüft werden. Die relevanten Punkte oder Items können auf Veränderungen hin beleuchtet werden. Eine Fortschreibung oder Korrektur wird somit leicht möglich.

Es sollte festgelegt sein, in welchen Abständen eine vollständige erneute Erhebung erfolgen muss. Dies ist notwendig, um den Blick für Veränderungen offen zu halten und wesentliche Aspekte nicht zu übersehen.

Teil II: Hintergrundwissen zur Bedarfsermittlung

Teil II dieses Buches kann in unterschiedlicher Weise genutzt werden. Es ergänzt das Lehrbuch zur ICF (Teil I) um ethische, rechtliche und inhaltliche Aspekte. Hintergründe zur Bedarfsermittlung werden dargestellt. Dieser Teil kann als gesamter Text gelesen werden. Gleichzeitig ist er ein ausführliches Nachschlagwerk für Begriffe, die im Arbeitsbuch und im Basiswissen erwähnt werden. Verweise sind entsprechend mit „→" eingefügt. Darüber hinaus kann dieser Teil auch in einzelnen Kapiteln gelesen werden. Damit können Sie selbst entscheiden, zu welchen Aspekten sie die ICF und die Bedarfsermittlung vertiefend kennenlernen wollen.

Jedes Kapitel steht für sich und kann verstanden werden, ohne den kompletten Teil II zu lesen. Eine Wiederholung einzelner Aspekte ist deswegen notwendig.

Die rechtlichen Hintergründe beziehen sich auf das deutsche Sozialrecht und daraus abgeleiteten Interpretationen und Arbeitshilfen. Aspekte der UN-Behindertenrechtskonvention sind im gesamten deutschsprachigen Raum gültig.

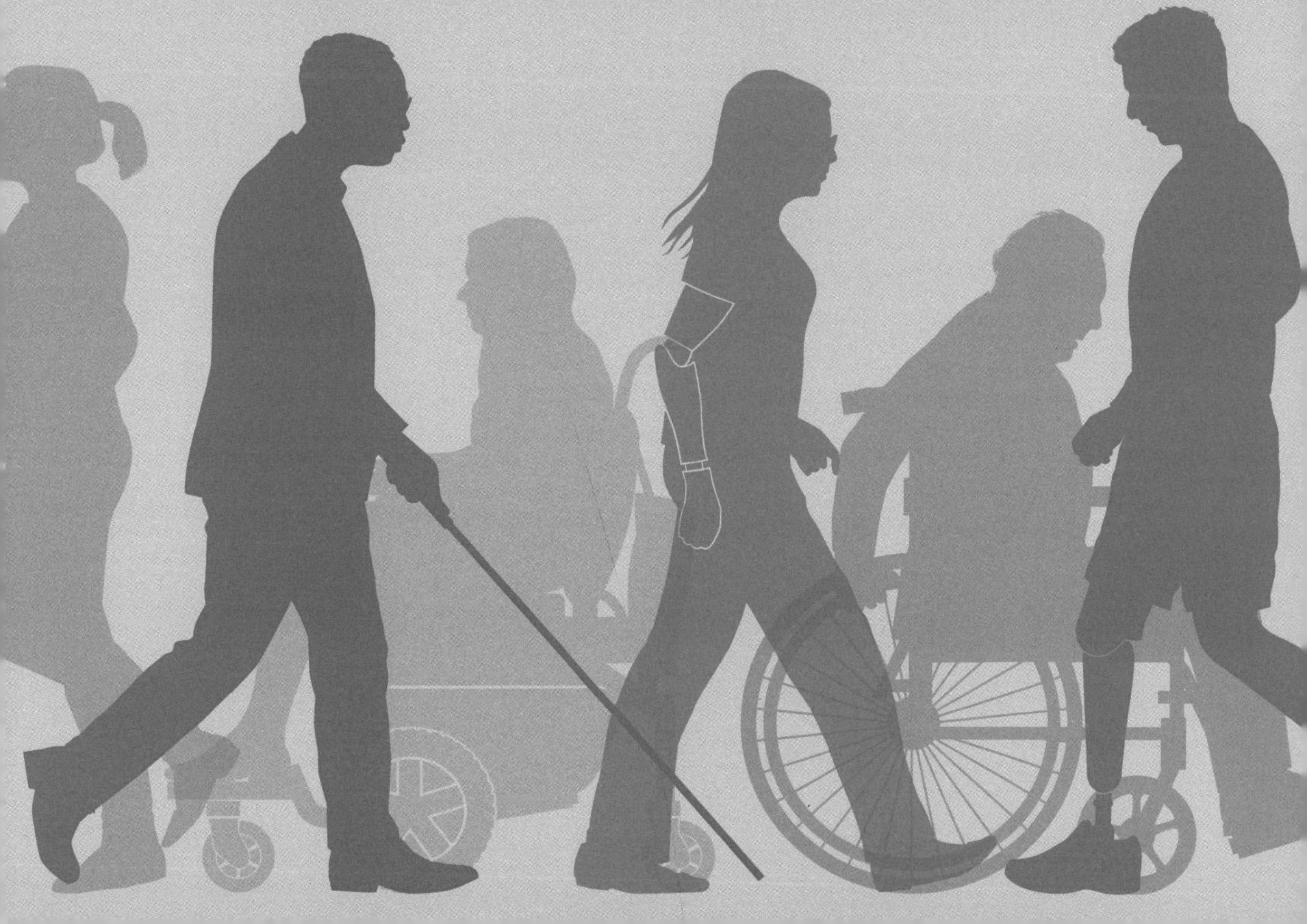

6 UN-Behindertenrechtskonvention: Wie wird Behinderung heute verstanden?

Die UN-Behindertenrechtskonvention verzichtet auf eine genaue Festlegung des Behinderungsbegriffs. Sehr allgemein heißt es in Artikel 1 Satz 2 der Konvention

> „Zu den Menschen mit Behinderung zählen Menschen, die langfristige körperliche, seelische, geistige oder Sinnesbeeinträchtigungen haben, welche sie in Wechselwirkung mit verschiedenen Barrieren an der vollen, wirksamen und gleichberechtigten Teilhabe an der Gesellschaft hindern können."

In der Präambel der Konvention wird herausgestellt, dass sich das

> „Verständnis von Behinderung ständig weiterentwickelt und dass Behinderung aus der Wechselwirkung zwischen Menschen mit Beeinträchtigungen und einstellungs- und umweltbedingten Barrieren entsteht." (UN, 2006)

Die offene Formulierung gibt einen breiten Rahmen, innerhalb dessen sich Menschen als behindert sehen können. Sie eröffnet mannigfaltige Optionen, seine individuellen Teilhabebedarfe zu formulieren.

7
Ethische Leitlinien zur ICF

Alle Sachverhalte, die erfasst, beschrieben oder dokumentiert werden, können unterschiedlichen Zwecken dienen. Die WHO will, dass die ICF[3] nur zu den von ihr vorgesehenen Zwecken verwendet wird. Die Verfahrensregeln der WHO sollen eingehalten werden. Deshalb hat sie für die Verwendung der ICF ethische Leitlinien aufgeschrieben.

In diesem Kapitel werden die einzelnen Leitlinien erläutert. Zuerst wird die jeweilige Leitlinie zitiert (WHO, 2005, S. 173f). Im Anschluss wird die Bedeutung der einzelnen Leitlinien beschrieben.

Wer's genau wissen will
Die Leitlinien sind aus drei Teilen aufgebaut:

- Teil 1 beschäftigt sich mit den Aspekten von Respekt und Vertraulichkeit. Dazu gehören die Leitlinien 1 bis 4.
- Teil 2 beschäftigt sich mit der klinischen Verwendung. Hier werden die Aspekte der Bedarfsermittlung bei einem einzelnen Menschen beschrieben. Unter „klinischer Verwendung" wird die Verwendung in der individuellen Bedarfsermittlung verstanden. Zu Teil 2 gehören die Leitlinien 5 bis 7.
- Teil 3 beschäftigt sich mit der sozialen Verwendung der Informationen. Hier wird beschrieben, was das Gemeinwesen mit den Informationen machen soll und was nicht. Gesetze und Regelungen fallen in diesen Teil. Zu Teil 3 gehören die Leitlinien 8 bis 11.

! Die ethischen Leitlinien dienen dem Schutz des Menschen mit Behinderung.

7.1 Leitlinie 1: Wertschätzung des einzelnen Menschen

„Die ICF sollte so verwendet werden, dass das Individuum mit seinem ihm innewohnenden Wert geschätzt und seine Autonomie respektiert wird." (WHO, 2005)

Respekt und Wertschätzung werden eingefordert. Das sollte ein Grundsatz auch außerhalb der ICF sein. Dort, wo innerhalb der Verwendung der ICF

3 Mit „ICF" sind in diesem Kapitel die Informationen gemeint, die im Verständnis und Bedeutungsrahmen der ICF zu einer Person oder Personen erfasst werden. „ICF" wird zum einfacheren Verstehen verwendet.

Respekt oder Wertschätzung vermisst werden, kann auf diese Leitlinie verwiesen werden.

7.2 Leitlinie 2: Keine Etikettierung des einzelnen Menschen

> „Die ICF sollte nie benützt werden, um einzelne Menschen zu etikettieren oder sie nur mittels einer oder mehreren Kategorien von Behinderung zu identifizieren." (WHO, 2005)

Menschen sollen nicht durch Verwendung einzelner oder mehrerer Kategorien der ICF kenntlich gemacht werden. Damit wird betont, dass eine Reduzierung eines Menschen auf seine Behinderung nicht mittels der ICF erfolgen soll (z. B. „der Rollstuhlfahrer", „die Langstockgängerin" oder „der Gehbehinderte"). Auch soll man nicht – im Umkehrschluss – Menschen aufgrund einzelner Kategorien aus größeren Mengen herausfiltern oder identifizieren.

Ein Beispiel könnte sein, dass man alle Menschen, die in einem Item (z. B. „Mobilität") eine bestimmte Einschränkung haben, in einer Auflistung zusammenstellt.

7.3 Leitlinie 3: Einbeziehung der einzelnen Person

> „In klinischen Kontexten sollte die Verwendung der ICF immer in voller Kenntnis, mit der Einwilligung und Kooperation derjenigen Person erfolgen, deren Funktionsfähigkeit und Behinderung klassifiziert werden. Wenn Einschränkungen der kognitiven Fähigkeiten des Individuums diesen Einbezug erschweren oder verhindern, sollten seine Interessenvertreter aktive Teilnehmer an diesem Prozess sein." (WHO, 2005)

Mit dem Ausdruck „in klinischen Kontexten" ist die Verwendung für einen Menschen gemeint. Das kann z. B. bei der Bedarfsermittlung sein. Hierbei ist auch die Eingliederungshilfe eingeschlossen.

Wird die ICF verwendet, so soll der Mensch, um den es geht, davon Kenntnis haben. Er soll der Verwendung zustimmen. Und er soll dabei mitwirken. Sollte ein Mensch dies aufgrund von Einschränkungen nicht können, so soll seine Interessensvertretung aktiv einbezogen sein. Interessensvertretungen können Angehörige, gesetzliche Betreuer, Mitarbeitende von Beratungsdiensten, Assistenzpersonen und andere Vertrauenspersonen sein.

Der Mensch, um den es geht, benennt seine Interessensvertretung, wenn dies möglich ist.

!

7.4 Leitlinie 4: Sensibler Umgang mit persönlichen Daten

„Die durch die ICF kodierten Informationen sollen als persönliche Informationen betrachtet und verbindlichen Regeln der Vertraulichkeit unterstellt werden, welche für die jeweilige Verwendung der Daten adäquat ist." (WHO, 2005)

Die durch die ICF erhobenen Daten sind persönliche Daten. Sie unterliegen den Anforderungen des Datenschutzes. Da es sich bei den Daten aus der ICF um Gesundheitsdaten handelt, werden sie sogar als höchstpersönliche Daten angesehen. Dadurch haben sie einen sehr hohen Schutzwert.

!

Gleichzeitig wird in dieser Leitlinie auch die Verwendung der Daten erläutert. Sie können genutzt werden, wenn es ein konkretes Anliegen des Menschen gibt. Dieses Anliegen kann z. B. ein Antrag auf eine Leistung sein. Nur die Daten, die dafür relevant sind, dürfen erhoben, dokumentiert und weiterverarbeitet werden. Dabei kann es neben einem konkreten Anliegen auch um weitere Bedarfe an Leistungen zur Teilhabe gehen.

Wer's genau wissen will

Am besten geschieht dies mit Einwilligung und Kenntnis des Menschen, um den es geht (→ Kap. 7.3)! Mit dessen Zustimmung ist auch die Weitergabe der relevanten Daten an andere Stellen möglich. Diese anderen Stellen könnten andere Leistungsträger oder auch Dienste und Leistungserbringer sein. Das Teilhabeplanverfahren ist nur möglich, wenn auch Daten zwischen Leistungsträgern ausgetauscht werden können. Dabei kann es sich auch um Daten zur Funktionsfähigkeit handeln.

7.5 Leitlinie 5: Stärkung der Selbstbestimmtheit

„Wenn immer möglich, sollte der Kliniker oder die Klinikerin der betroffenen Person oder ihrem Interessensvertreter den Zweck der Verwendung der ICF erläutern und sie dazu ermuntern, Fragen zur Angemessenheit der Verwendung der ICF zur Erfassung der Funktionsfähigkeit einer Person zu stellen." (WHO, 2005)

In dieser Leitlinie will die WHO die Selbstbestimmung weiter stärken. Wozu werden die Daten zur Funktionsfähigkeit erfasst? Welchem Zweck sollen sie dienen? Der einzelne Mensch soll nicht nur auf seine Fragen nach dem Sinn und der Angemessenheit ernst genommen werden. Er soll auch ermuntert werden, Fragen nach dem Sinn und der Angemessenheit zu stellen.

!

Wenn Sie bei einer Bedarfsermittlung diese Fragen stellen, sollte der Bedarfsermittler darauf eine verständliche Antwort geben können! Der Sinn sollte sich Ihnen mit der Antwort erschließen. Am besten erklärt der Bedarfsermittler den Sinn der Nutzung der ICF von sich aus und ermuntert zu entsprechenden Fragen.

7.6 Leitlinie 6: Beteiligung und aktives Hinterfragen

> „Wo immer möglich, sollte der betroffenen Person (oder ihrem Interessensvertreter) die Teilnahme am Prozess der Klassifizierung ermöglicht werden, insbesondere indem sie die Gelegenheit erhält, die Angemessenheit der Verwendung einer Kategorie und einer damit verbundenen Beurteilung zu bestätigen oder zu hinterfragen." (WHO, 2005)

Werden Items (→ Glossar) verwendet, soll der Mensch, um den es geht, beteiligt werden. Er kann nur dann zur Angemessenheit der Verwendung Stellung beziehen, wenn er weiß, um was es dabei geht. Dies meint die Funktionsfähigkeit und auch die Items der ICF. Die Beurteilung, die dabei erfolgt, soll er bestätigen oder hinterfragen können. Ausführlich wird dazu in einer Arbeitshilfe der Bundesarbeitsgemeinschaft für Rehabilitation eingegangen (BAR, 2021a, S. 14).

> Innerhalb der ICF ist es möglich, abweichende Informationen zu einem Item kenntlich zu machen. In der Dokumentation kann man in diesem Fall zwischen Fremdangabe (Außensicht) und Eigenangabe (Innensicht) unterscheiden. Es ist zu empfehlen – bezüglich relevanter Punkte – beides zu dokumentieren!

Ist ein Mensch nicht in der Lage, dies eigenständig zu machen, soll seine Interessensvertretung (→ Glossar; Kap. 7.3) beteiligt werden.

7.7 Leitlinie 7: Berücksichtigung des bio-psycho-sozialen Modells mit seinen Wechselwirkungen

> „Weil ein klassifiziertes Defizit immer resultiert aus dem Zusammenspiel zwischen dem Gesundheitsproblem einer Person und dem materiellen und sozialen Kontext, in dem sie lebt, sollte die ICF ganzheitlich verwendet werden." (WHO, 2005)

In dieser Leitline stößt man sich leicht an dem Wort „Defizit". Ein besserer und klarer Begriff wäre hier: „Beeinträchtigung der Komponenten der Funktionsfähigkeit". Es ist davon auszugehen, dass die WHO dies mit dem Begriff „Defizit" meint. Trotz dieser Formulierung ist dies eine wichtige Leitlinie. Mit „ganzheitlich" wird die Verwendung des bps-Modells gefordert (→ Kap. 9; Definition „funktionsbezogen"). Immer ist dabei auch der Kontext mit zu betrachten.

Wer's genau wissen will

In der Definition von „funktionsfähig" der BAR wird dies so ausgelegt, dass immer alle Komponenten der ICF betrachtet werden sollen. Und dies im Modell der Wechselwirkung. Die BAR hat die Anforderungen noch weiter spezifiziert:

> „Hierbei erfasst jeder Rehabilitationsträger Informationen zu allen Komponenten des bio-psycho-sozialen Modells sowie deren Wechselwirkungen zumindest dem Grunde nach." (BAR, 2019b, S. 43).

Sollte eine Komponente der ICF nicht einbezogen werden, soll dies begründet werden.

! In den Verfahren zur Bedarfsermittlung sind alle Komponenten zu beachten.

7.8 Leitlinie 8: Verbesserung der Wahl- und Steuerungsmöglichkeiten

> „Wo immer möglich sollte die ICF so weitgehend wie möglich dafür eingesetzt werden, dass unter Mitwirken der betroffenen Person ihre Wahl- und Steuerungsmöglichkeiten bezüglich ihres Lebens erhöht werden." (WHO, 2005)

In dieser Leitlinie wird ein weiteres Mal die Autonomie des Menschen mit Behinderung betont. Die ICF soll so eingesetzt werden, dass die Gestaltungsmöglichkeiten des Menschen für das eigene Leben erhöht werden. Dies geht natürlich nur unter Einbeziehung der betroffenen Person!

7.9 Leitlinie 9: Einflussnahme auf Politik und Gesetzgebung

> „Die ICF-Informationen sollten für Weiterentwicklung von Gesetzgebungen und politische Veränderungen eingesetzt werden, welche die Partizipation (Teilhabe) von Individuen erhöht und unterstützt." (WHO, 2005)

Die ICF hat nicht nur Bedeutung in der individuellen Bedarfsermittlung. Sie soll dem Gemeinwesen Hinweise geben, damit Gesetze weiterentwickelt werden können. Dies könnte z. B. den Abbau von Barrieren betreffen. Hier kann die ICF Informationen bieten, die den Staat oder die Gemeinschaft befähigen, entsprechend zu handeln. Ziel soll dabei sein, dass die Teilhabe von Menschen mit Behinderung erhöht wird.

7.10 Leitlinie 10: Verzicht auf jegliche Einschränkung bestehender Rechte

> „Die ICF und alle aus ihrer Verwendung abgeleiteten Informationen sollten nicht dazu benutzt werden, vorhandene Rechte oder anderweitige rechtmäßige Ansprüche zum Nutzen anderer Individuen oder Gruppen einzuschränken." (WHO, 2005)

Auch diese Leitlinie bezieht sich auf die soziale Verwendung der ICF. Beispielsweise könnten die Rechte von Menschen beschränkt werden, die in bestimmten Kategorien über Beeinträchtigungen verfügen. Die Teilnahme an Wahlen oder eingeschränkte Rechte von Menschen mit einer umfassenden Betreuung waren noch vor einigen Jahren Beispiele für solche Einschränkungen. Allerdings gab es diese Einschränkungen ganz ohne Zutun der ICF. Solcherlei Einschränkungen sollen jedoch nicht auf Grundlage von ICF-Informationen erfolgen.

7.11 Leitlinie 11: Sicherung der individuellen Betrachtungsweise

> „Individuen, welche durch die ICF ähnlich klassifiziert wurden, können sich dennoch in vielerlei Hinsicht voneinander unterscheiden. Gesetze und Regelungen, die sich auf die ICF beziehen, sollten keine größere Homogenität annehmen als beabsichtigt und deshalb sicherstellen, dass Menschen, deren Funktionsfähigkeit klassifiziert wird, als Individuen betrachtet werden." (WHO, 2005)

Hier steht die individuelle Betrachtung im Vordergrund. Es könnte sein, dass zwei Menschen bezogen auf die Funktionsfähigkeit eine große Übereinstimmung haben. Gleichzeitig könnte es sein, dass es unterschiedliche Interessen und Bedarfslagen gibt. Eine gleichartige Beeinträchtigung (von Komponenten oder allgemein der Funktionsfähigkeit) kann völlig andere Ursachen und auch unterschiedliche Bedeutung/Ausprägung haben. Die individuelle Sichtweise soll bei Verwendung der ICF im Vordergrund stehen. Gesetze und Regelungen sind entsprechend zu gestalten.

Diese Leitlinie ist ein wichtiges Argument dafür, die ICF und Item-Auszüge aus der ICF nicht direkt zur Bildung von Hilfebedarfsgruppen zu verwenden. !

Wer's genau wissen will

In diesem Zusammenhang stellt die Tatsache, dass der Bedarf eines Menschen nicht nur von seiner konkreten Funktionsfähigkeit abhängig ist, einen weiteren Grund dar. Eine wichtige Größe für die Bedarfsbemessung sind die Ziele und Wünsche des Menschen!

8 Wichtige Gesetze zu Behinderung und Rehabilitation

8.1 Einführung

In Gesetzen werden viele Dinge geregelt. Oft kennt man die Gesetze nur im Prinzip. Die meisten Menschen wissen z. B., dass man nicht einfach fremdes Eigentum mitnehmen darf. Die wenigsten haben jemals die dazugehörigen Gesetze gelesen.

Oft sind Gesetze ohne juristisches Fachwissen nur schwer zu verstehen. Gleichzeitig sind sie sehr wichtig. Die Fragen, wann ein Mensch eine Behinderung hat, wann welche Leistung erfolgen kann oder wie ein Bedarf ermittelt wird, sind in den Sozialgesetzen geregelt. Die Sozialgesetze sind in **S**ozial**g**esetz**b**üchern (SGB) geordnet So ist z. B. die Krankenversicherung im SGB V (= 5), die Rentenversicherung im SGB VI (= 6), die Unfallversicherung im SGB VII (= 7), die Kinder- und Jugendhilfe im SGB VIII (= 8), die Sozialhilfe im SGB XII (= 12) und die Pflegeversicherung im SGB XI (= 11) geregelt. Die einzelnen SGB werden mit römischen Ziffern (I–XII und XIV) nummeriert.

Das SGB IX (= 9) „Rehabilitation und Teilhabe von Menschen mit Behinderungen" hat einen besonderen Status. Es wurde mit dem Bundesteilhabegesetz (BTHG) in mehreren Schritten verändert.

- Im 1. Teil finden sich allgemeine Regelungen und damit auch trägerübergreifende Gesetze, die Behinderung und Rehabilitation betreffen. Von diesen sind einige abweichungsfest, d. h. sie müssen von jedem Rehaträger, z. B. den Krankenkassen, angewendet werden. Bei anderen sind Abweichungen durch die Einzelgesetze möglich.
- Im 2. Teil finden sich die Regelungen zur Eingliederungshilfe als Leistungen zur sozialen Rehabilitation. Diese wurden mit dem BTHG aus dem SGB XII in das SGB IX überführt. Dadurch wurden diese Leistungen zu Rehabilitationsleistungen. Zuvor waren sie Sozialleistungen.
- Im 3. Teil finden sich die Regelungen des Schwerbehindertenrechts.

In diesem Kapitel werden wir einige wenige Gesetze zitieren und deren Bedeutung erläutern. Bei weitergehenden Fragen sind oft Beratungsstellen der Selbsthilfe, der freien Wohlfahrtspflege, der Sozialverbände oder der ergänzenden, unabhängigen Teilhabeberatung (EuTB) gut in den wichtigen Sozialgesetzen geschult. Sie können weiterreichende Beratung und Informationen bieten.

> Schließlich sind alle Leistungsträger (→ Glossar) gesetzlich zu einer umfassenden Beratung und Hilfe bei der Beantragung von Leistungen verpflichtet!

!

8.2 Der Begriff der Behinderung in der UN-Behindertenrechtskonvention

Aufbauend auf den Allgemeinen Menschenrechten wurde die UN-Behindertenrechtskonvention (UN-BRK) 2006 verabschiedet. Seit 2009 ist sie in Deutschland geltendes Recht, soweit das nationale Recht keine anderen Regelungen vorsieht. In der UN-BRK werden die Rechte von Menschen mit Behinderung konkretisiert. Sie besteht aus 50 Artikeln und einem ausführlichen Vortext (Präambel) zur Erläuterung ihres Zwecks.

Wer's genau wissen will

Die Vereinten Nationen (UN) ist ein internationaler Zusammenschluss von Ländern. In der Vollversammlung der UN wurden u.a. die Menschenrechte formuliert. Diese „Allgemeine Erklärung der Menschenrechte" wurde 1948 verabschiedet. Sie gilt für alle Menschen. Sie ist jedoch kein wirksames Recht, das eingeklagt werden kann.

In Artikel 1 ist der Zweck der UN-BRK zusammenfassend beschrieben:

> „Zweck dieses Übereinkommens ist es, den vollen und gleichberechtigten Genuss aller Menschenrechte und Grundfreiheiten durch alle Menschen mit Behinderungen zu fördern, zu schützen und zu gewährleisten und die Achtung der ihnen innewohnenden Würde zu fördern.
> Zu den Menschen mit Behinderungen zählen Menschen, die langfristige körperliche, seelische, geistige oder Sinnesbeeinträchtigungen haben, welche sie in Wechselwirkung mit verschiedenen Barrieren an der vollen, wirksamen und gleichberechtigten Teilhabe an der Gesellschaft hindern können." (UN, 2006)

Im Artikel 1 wird die ICF aufgegriffen. Zur Sprache kommen die „körperlichen, seelischen, geistigen oder Sinnesbeeinträchtigungen" Damit sind die **Körperfunktionen** und **Körperstrukturen** mit ihren Auswirkungen auf die **Aktivitäten** gemeint. Diese allein stellen jedoch noch nicht die Behinderung dar. Die Behinderung entsteht erst durch eine „Wechselwirkung mit Barrieren". In diesem Teil des Paragrafen sind die **Kontextfaktoren** angesprochen und speziell die **Umweltfaktoren** benannt. Eine Behinderung liegt demnach vor, wenn aus den bereits aufgeführten Begebenheiten die „volle, wirksame und gleichberechtigte Teilhabe an der Gesellschaft" nicht möglich ist.

Dieser Artikel ist die Grundlage des heutigen Behinderungsbegriffs (→ Kap. 8.3) in Deutschland. Er ist fast vollständig ins SGB IX eingeflossen.

8.3 Der Begriff der Behinderung im SGB IX

Das Sozialgesetzbuch IX (SGB IX; IX = 9) ist 2001 – zeitgleich mit der Verabschiedung der ICF durch die WHO – in Deutschland eingeführt worden. Dort wird Behinderung definiert und das Rehabilitationsrecht geregelt. In einer großen Reform (Bundesteilhabegesetz, BTHG) wurde das Gesetzbuch 2016 angepasst. Zu diesem Zeitpunkt wurde auch der Behinderungsbegriff neu formuliert und an den Artikel 1 der UN-BRK angepasst.

In § 2 Satz 1 heißt es:

> „(1) Menschen mit Behinderungen sind Menschen, die körperliche, seelische, geistige oder Sinnesbeeinträchtigungen haben, die sie in Wechselwirkung mit einstellungs- und umweltbedingten Barrieren an der gleichberechtigten Teilhabe an der Gesellschaft mit hoher Wahrscheinlichkeit länger als sechs Monate hindern können. Eine Beeinträchtigung nach Satz 1 liegt vor, wenn der Körper- und Gesundheitszustand von dem für das Lebensalter typischen Zustand abweicht. Menschen sind von Behinderung bedroht, wenn eine Beeinträchtigung nach Satz 1 zu erwarten ist. [...]" (Bundesministerium der Justiz, o.J.b, § 2 Begriffsbestimmungen)

Mit der Annahme der UN-BRK hat sich Deutschland verpflichtet, seine Gesetze so zu entwickeln, dass eine möglichst große Übereinstimmung der nationalen Gesetze mit der UN-BRK entsteht. Vergleicht man Satz 1 des § 2 mit dem Artikel 1 der UN-BRK werden die Übereinstimmungen und die Unterscheide schnell deutlich.

Die Umsetzung der UN-BRK in Deutschland – Besonderheiten des Behinderungsbegriffs und die ICF:

Die **Zeitdauer:** Es wird in Deutschland eine sechsmonatige Zeitdauer für die Beeinträchtigung definiert, die vorliegen (oder drohen) muss, damit von einer (drohenden) Behinderung gesprochen werden kann. Eine Zeitdauer ist in der ICF an keiner Stelle hinterlegt. Bei der Funktionsfähigkeit wurde eine finale Betrachtung (→ Kap. 3.7) gewählt. Deshalb kann dort immer nur der aktuelle Stand der Funktionsfähigkeit abgebildet werden. Eine Prognose, wie lange der Zustand voraussichtlich anhalten wird, ist mit anderen Mitteln zu beschreiben. Die UN-BRK spricht in Artikel 1 von „langfristig", ohne eine Zeitspanne zu definieren.

> **!** In Deutschland spricht man von einer Behinderung, wenn eine mindestens sechsmonatige Beeinträchtigung vorliegt oder droht.

Der **Bezug zur Altersnorm:** Als mögliche Einschränkung wird formuliert: „Wenn der Körper- und Gesundheitszustand von dem für das Lebensalter typischen Zustand abweicht." Das bedeutet, dass es sich nicht um eine Behinderung handelt, wenn diese Beeinträchtigung einen typischen Zustand in diesem Lebensalter darstellt.

> Sehr leicht verständlich wird dies **zum Beispiel** im ersten Lebensjahr eines Menschen. Säuglinge waschen sich nicht selbst, sind auf eine Versorgung angewiesen. Sie sind trotzdem nicht behindert, da das der typische Zustand eines Säuglings ist. Am anderen Ende des Lebensweges ist das allerdings eine schwierige Frage: Wie viel Gebrechen ist mit 100 oder 90 oder 80 Jahren typisch? Ab wann liegt eine Behinderung im Sinne dieses Gesetzes vor?

Die **Prognose einer drohenden Behinderung:** Eine Erweiterung gegenüber der UN-BRK und der Funktionsfähigkeit nach ICF stellt die „drohende Behinderung" dar. Wenn aufgrund einer Prognose eine Beeinträchtigung der Teilhabe droht, können die Regelungen des SGB IX bereits relevant sein.

Wer's genau wissen will
Genau genommen ist bei einer drohenden Behinderung ggf. die Funktionsfähigkeit noch vollständig in Ordnung. Zumindest ist die Teilhabe noch nicht beeinträchtigt. Es ist jedoch davon auszugehen, dass im Laufe der folgenden Monate eine Beeinträchtigung der Teilhabe sehr wahrscheinlich ist. Durch die finale Betrachtung (→ Kap. 3.7) innerhalb der ICF kann dies dort nicht abgebildet werden.

Eine Prognose für den weiteren Verlauf einer Behinderung kann auf Grundlage der Erkrankung und unter Berücksichtigung der Funktionsfähigkeit nach ICF gestellt werden. Die ICF allein ist nicht für die Erstellung einer Prognose geeignet!

8.4 Wie wird der Rehabilitationsbedarf ermittelt? (§ 13 SGB IX)

Für jeden einzelnen Menschen mit (drohender) Beeinträchtigung der Teilhabe gilt es zu klären, ob er einen Bedarf an Leistungen hat. Dies gilt insbesondere für Versicherte der Sozialversicherungen. Anschließend muss geprüft werden, ob er diesen Bedarf gegenüber einem Leistungsträger geltend machen kann. Diese Prüfung erfordert in der Regel einen Antrag, der ganz unterschiedlich gestaltet sein kann. Der Gesetzgeber hat jedoch im Detail und abweichungsfest geregelt, wie der Bedarf zu ermitteln ist.

Im § 13 SGB IX (=9) werden die Anforderungen an die Instrumente zur Ermittlung des Rehabilitationsbedarfs beschrieben. Hier der Wortlaut:

> „(1) Zur einheitlichen und überprüfbaren Ermittlung des individuellen Rehabilitationsbedarfs verwenden die Rehabilitationsträger systematische Arbeitsprozesse und standardisierte Arbeitsmittel (Instrumente) nach den für sie geltenden Leistungsgesetzen. Die Instrumente sollen den von den Rehabilitationsträgern vereinbarten Grundsätzen für Instrumente zur Bedarfsermittlung nach § 26 Absatz 2 Nummer 7 entsprechen. Die Rehabilitationsträger können die Entwicklung von Instrumenten durch ihre Verbände und Vereinigungen wahrnehmen lassen oder Dritte mit der Entwicklung beauftragen.

> (2) Die Instrumente nach Absatz 1 Satz 1 gewährleisten eine *individuelle und funktionsbezogene Bedarfsermittlung* und sichern die Dokumentation und Nachprüfbarkeit der Bedarfsermittlung, indem sie insbesondere erfassen,
> a. ob eine Behinderung vorliegt oder einzutreten droht,
> *b. welche Auswirkung die Behinderung auf die Teilhabe der Leistungsberechtigten hat,*
> c. welche *Ziele mit Leistungen zur Teilhabe erreicht werden sollen* und
> d. welche Leistungen im Rahmen einer Prognose *zur Erreichung der Ziele voraussichtlich erfolgreich sind.* [...]" (Bundesministerium der Justiz, o.J.a, § 13 Instrumente zur Ermittlung des Rehabilitationsbedarfs); Hervorhebungen wurden durch die Autoren eingefügt.

In Absatz (1) werden die Anforderungen an die Prozesse und Instrumente zur Bedarfsermittlung genormt. Wichtig ist, dass es strukturierte Prozesse und Instrumente geben muss. Damit wird die Bedarfsermittlung nachvollziehbar. Das dient der Transparenz!

In Absatz (2) wird auf die inhaltlichen Anforderungen an die Bedarfsermittlung im bps-Modell der ICF eingegangen:

- **„Individuell"** bedeutet, dass die Ermittlung in jedem Einzelfall geschehen muss.
- **„Funktionsbezogen":** Mit diesem Wort hat der Gesetzgeber den Bezug auf die Funktionsfähigkeit benannt.

Wer's genau wissen will

Diese Anforderung ist seit 2001 im § 13 formuliert. Zu einer zeitnahen und konsequenten Umsetzung des bps-Modells und der ICF hat es jedoch nicht geführt. Durch den neuen Behinderungsbegriff ist dies jetzt jedoch unvermeidlich.

Man kann vermuten, dass die explizite Erwähnung der ICF im § 118 SGB IX eine Folge der sehr zögerlichen Umsetzung dieser Anforderung aus § 13 SGB IX ist und der unmissverständlichen Klarstellung im Bereich der Eingliederungshilfe dienen soll.

Zu (a): Gemeint ist offensichtlich, ob Schädigungen und Beeinträchtigungen (Körperstrukturen, Körperfunktionen, Aktivitäten) vorliegen.

Zu (b): Gemeint ist offensichtlich, welche Auswirkung diese Schädigungen und Beeinträchtigungen auf die Teilhabe haben. Dabei sind die Kontextfaktoren und die Wechselwirkungen einzubeziehen.

„Auswirkung der Behinderung auf die Teilhabe": An dieser Stelle wird eine strukturierte und nachvollziehbare Darstellung dieser Auswirkungen gefordert.

Die Verwendung des Teilhabebegriffs der ICF und im SGB IX ist nicht frei von Widersprüchen:

- **„Funktionsfähigkeit":** Die Frage nach den Auswirkungen auf die Teilhabe ist etwas missverständlich geraten. Die Beeinträchtigung der Teilhabe ist im bps-Modell Teil der Beeinträchtigung der Funktionsfähigkeit. Erst die Sicht auf die Funktionsfähigkeit macht die Behinderung deutlich. **Ein Mensch mit Gesundheitsproblem, der die volle Teilhabe hat, wird nicht behindert und hat keine Behinderung.**

- **„Teilhabeziele“:** Im 3. Teilsatz wird der Blick auf die Ziele (→ Kap. 10) gelenkt. Hier werden ausgehend von den „Auswirkungen auf die Teilhabe“ die Zielsetzungen für die möglichen Leistungen (zur Teilhabe) beschrieben. Der Blick auf die Teilhabeziele eines Menschen wird an dieser Stelle deutlich. Ihre eigenen (Teilhabe-)Ziele können Sie im Arbeitsbuch (→ Kap. 14.1) erarbeiten und aufschreiben.
- **„Prognose“:** Im 4. Teilsatz wird schließlich eine positive Prognose für die Leistung gefordert. Die Prognose ist dabei im Sinne: „wahrscheinlich erfolgreich“ zu stellen. Dabei geht es nicht immer nur um eine Verbesserung und Normalisierung. Es kann auch um eine positive Prognose für Erhaltungsziele gehen. Ebenso kann die Verlangsamung einer Verschlechterung mögliches Ziel sein!

Es kann schwierig sein, die notwendigen Feststellungen zu treffen. Dann kann ein Gutachten erforderlich sein. Alle Gutachten, sozialmedizinischen und andere fachlichen Stellungnahmen müssen sich an § 13 SGB IX orientieren.

8.5 Weitere Anforderungen an die Bedarfsermittlung in der Eingliederungshilfe (§ 118 SGB IX)

Die in Kap. 8.4 beschriebenen Anforderungen gelten für alle Instrumente und Verfahren zur Bedarfsermittlung im Bereich der Rehabilitation. Durch das BTHG wurde die Eingliederungshilfe aus der Sozialhilfe (SGB XII; XII = 12) in ein Leistungsgesetz als Teil 2 des SGB IX überführt. Für die Eingliederungshilfe wurden die Vorschriften zur Bedarfsermittlung nach § 13 ergänzt und konkretisiert. Auch wurde der Personenkreis der Eingliederungshilfe näher bestimmt:

- In § 99 SGB IX wird definiert, für welche Menschen mit Behinderung die Eingliederungshilfe möglich ist. Dazu gehört die konkretisierende Eingliederungshilfe-Verordnung, die in Zukunft durch eine neue Verordnung zum leistungsberechtigten Personenkreis ersetzt werden soll.
- § 118 SGB IX betrachten wir an dieser Stelle näher. Dort werden weitere Anforderungen an die Bedarfsermittlung beschrieben. Diese gehen über die Anforderungen aus dem § 13 SGB IX hinaus, ersetzen diese jedoch nicht. Beide Paragrafen haben in der Eingliederungshilfe Gültigkeit.

> In der Eingliederungshilfe gelten sowohl § 13 als auch § 118 SGB IX für die Bedarfsermittlung. **!**

„(1) Der Träger der Eingliederungshilfe hat die Leistungen [...] unter Berücksichtigung der *Wünsche* des Leistungsberechtigten festzustellen. Die *Ermittlung* des individuellen Bedarfes des Leistungs-berechtigten muss durch *ein Instrument* erfolgen, das sich an der *Internationalen Klassifikation der Funktionsfähigkeit, Behinderung und Gesundheit* orientiert. Das Instrument hat die Beschreibung einer nicht nur vorübergehenden *Beeinträchtigung der Aktivität und Teilhabe* in den folgenden *Lebensbereichen* vorzusehen:

1. Lernen und Wissensanwendung,
2. allgemeine Aufgaben und Anforderungen,

> 3. Kommunikation,
> 4. Mobilität,
> 5. Selbstversorgung,
> 6. häusliches Leben,
> 7. interpersonelle Interaktionen und Beziehungen,
> 8. bedeutende Lebensbereiche und
> 9. Gemeinschafts-, soziales und staatsbürgerliches Leben.
>
> (2) Die *Landesregierungen* werden ermächtigt, durch Rechtsverordnung das Nähere über das Instrument zur Bedarfsermittlung zu *bestimmen.*" (Bundesministerium der Justiz, o.J.c, § 118 Instrumente zur Bedarfsermittlung) (Hervorhebungen wurden durch die Autoren eingefügt)

In Satz (1) werden die **„Wünsche des Leistungsberechtigten"** zu Beginn erwähnt. Das soll die person(en)zentrierte Sichtweise stärken. Diese Formulierung hat dazu beigetragen, dass in sämtlichen Instrumenten zur Bedarfsermittlung in der Eingliederungshilfe an erster Stelle die Wünsche des Menschen (→ Kap. 10) erfasst werden.

In Satz (2) wird unmissverständlich festgestellt, dass sich die Ermittlung des Bedarfs an der ICF orientieren muss. Damit ist aber noch nicht eindeutig klargestellt, was genau **„an ICF orientiert"** bedeutet.

In Satz (3) werden die Mindestanforderungen an die Bedarfsermittlung benannt. **„Die Beschreibung einer nicht nur vorübergehenden Beeinträchtigung der Aktivität und Teilhabe"** ist vorzusehen. In diesem Zusammenhang werden die oben genannten neun Lebensbereiche (→ Kap. 4.1) der Komponente „Aktivität und Teilhabe" der ICF wörtlich aufgeführt.

Dieser Teilsatz beinhaltet jedoch zwei inhaltliche Fallstricke:

Fallstrick 1: „Aktivität und Teilhabe" werden in einem Zug genannt. Beides sind jedoch unterschiedliche Dinge. Aktivität und Teilhabe haben gemeinsame Items in der ICF, jedoch kann man sie nicht gemeinsam in einem „Wert" messen oder erfassen (→ Kap. 4.1). Einmal geht es um den Menschen als handelndes Subjekt, das andere Mal um das Erleben des Eingebundenseins in Gesellschaft und Umwelt. Einige Instrumente zur Bedarfsermittlung unterscheiden nicht zwischen Aktivität und Teilhabe. Dies sollte den fachlichen Anforderungen, die aus dem bps-Modell und der ICF entstehen, angepasst werden.

Fallstrick 2: Die Aufzählung der Kapitel der Komponente „Aktivitäten und Teilhabe" soll einen Mindeststandard sicherstellen. Allerdings wird dieser Teil in eigenen Verfahren so umgesetzt, dass die Erfassung dieser neun Lebensbereiche (=Kapitel) bereits die Orientierung an der ICF abdeckt. Damit geht die bps-Sichtweise mit ihren Wechselwirkungen verloren, da nicht alle Komponenten der ICF berücksichtigt werden. In anderen Verfahren werden die neun aufgeführten Kapitel als eigenständige Planungsbereiche übernommen. Auch dadurch geht ein Teil der (komplexen) Wirklichkeit verloren. Denn die neun Kapitel können in einer intensiven Wechselwirkung zueinander stehen. Im Basiswissen (→ Kap. 4.1) beschäftigen wir uns ausführlich mit dieser Problematik.

Abschließend wird in Satz (2) klargestellt, dass die Bundesländer per Verordnung Näheres bestimmen. Zusammen mit dem **„ein“** in Satz (1) 2. Teilsatz wird geregelt, dass jedes Bundesland ein Bedarfsermittlungsinstrument erstellt oder erstellen lässt. Damit sind bundesweit bis zu 16 Instrumente möglich. Es wird jedoch auch definiert, dass es jeweils nur „ein“ und nicht mehrere Instrumente sein dürfen. Bis zum BTHG gab es innerhalb vieler Bundesländer unterschiedliche Instrumente zur Bedarfsermittlung (z. B. nach Behinderungsarten oder nach den zuständigen Landkreisen).

Tatsächlich hat jedes Bundesland ein eigenes Bedarfsermittlungsinstrument mit Formularen entwickelt, so dass die Verwendung sich nach dem für die Kostenübernahme zuständigen Bundesland richtet.

> In jedem Bundesland gibt es ein Instrument zur Bedarfsermittlung. Zusammen sind es 16 Instrumente.
>
> !

9
Grundsätze der Bedarfsermittlung

Im Kap. 8 haben wir die gesetzlichen Grundlagen beschrieben. Liegt bei einem Menschen ein Rehabilitationsbedarf, eine Behinderung oder eine drohende Behinderung vor, muss dazu genauer ermittelt werden. Dies muss „funktionsbezogen und individuell“ (§ 13 SGB IX) oder „durch ein Instrument erfolgen, das sich an der ICF orientiert“ (§ 118 SGB IX).

Wer‘s genau wissen will
Der Begriff „Rehabilitationsbedarf“ wird in diesem Text umfassend verwendet. Dabei sind Leistungen zur medizinischen Rehabilitation, zur Teilhabe am Arbeitsleben, an Bildung und Leistungen zur sozialen Teilhabe (insbesondere die Eingliederungshilfe) eingeschlossen.

Was „funktionsbezogen“ und „an der ICF orientiert“ genau bedeutet, lässt der Gesetzgeber offen. Aus diesem Grund hat man sich auf Ebene der BAR (Bundesarbeitsgemeinschaft für Rehabilitation e. V.) auf konkrete Anforderungen verständigt. An diesem Prozess waren Vertreter von Leistungsträgern, Vertreter von Leistungserbringern und Menschen mit Behinderung beteiligt.

Es wurden acht Begriffe zur Bedarfsermittlung definiert, die immer wieder in Gesetzen und anderen wichtigen Texten genannt werden:
1. umfassend
2. funktionsbezogen (ICF-bezogen)
3. individuell
4. zielorientiert
5. interdisziplinär
6. transparent
7. lebenswelt- und sozialraumorientiert
8. partizipativ

Alle acht Definitionen können in einer Broschüre der BAR (BAR, 2021b, S. 9f) nachgelesen werden. Neben den dort aufgeführten Kurzdefinitionen gibt es auch ausführliche Texte in einer anderen Veröffentlichung der BAR (BAR, 2019a, S. 21ff). Mit dem Punkt „funktionsbezogen“ werden wir uns näher beschäftigen. Als erstes führen wir die Definition der BAR auf:

„Die Bedarfsermittlung ist funktionsbezogen, wenn diese unter Nutzung des bio-psycho-sozialen Modells erfolgt. Dies beinhaltet die Erhebung *aller relevanten Informationen* zu den Auswirkungen der *Gesundheitsprobleme* auf die Körperfunktionen und -strukturen sowie im Bereich der Aktivitäten und Teilhabe. Das geschieht unter Einbezug *der im Einzelfall wichtigen Kontextfaktoren* (z. B. Hilfsmittel, Unterstützung durch Familie, Reha-Motivation) in ihrer Eigenschaft als Förderfaktor oder Barriere und der *Wechselwirkungen* der Komponenten zueinander." (Definition der BAR zu „funktionsbezogen", BAR, 2021b, S.9) (Hervorhebungen wurden durch die Autoren eingefügt)

Was bedeutet diese Definition? Sie stellt die Mindestanforderung klar, ab wann eine Bedarfsermittlung als ICF-bezogen (= funktionsbezogen) gilt:

1. Man kann erkennen, dass alle Teile des bps-Modells zu verwenden sind. Damit sind die einzelnen Teile der ICF (zuzüglich des Gesundheitsproblems) gemeint. Sie heißen in der ICF Komponenten oder Teilkomponenten (→ Kap. 3.2).
2. Es sind nicht alle Informationen zu erheben. Die Bedarfsermittlung soll auf die **relevanten Informationen** beschränkt sein.
3. Es wird nicht für jedes **Gesundheitsproblem** (→ Kap. 11) einzeln ermittelt. Im Mittelpunkt steht der Mensch. Hat dieser mehr als ein Gesundheitsproblem, werden deren gemeinsame Auswirkungen auf die Funktionsfähigkeit betrachtet. Dies wird durch die Mehrzahl beim Begriff „Gesundheitsprobleme" deutlich gemacht.
4. Es ist nicht ausreichend, die einzelnen Punkte aufzuzählen, bei denen relevante Informationen vorliegen. Da der ICF ein Wechselwirkungsmodell (→ Kap. 3.8) zugrunde liegt, ist die **Wechselwirkung** in der Funktionsfähigkeit aufzuzeigen.
5. Dazu sind alle **Kontextfaktoren** (→ Kap. 4.3 und Kap. 4.4), die relevant sind, mit einzubeziehen.

Eine Bedarfsermittlung findet in aller Regel statt, wenn eine Person eine Leistung beantragt. Alle Leistungsträger müssen sich an dieses Vorgehen halten. Auch Transparenz und Partizipation werden als Anforderungen gestellt. Das bedeutet zum einen, dass alle Schritte einer Bedarfsermittlung bekannt und einsehbar sein müssen **(Transparenz)**. Natürlich muss bei der individuellen Bedarfsermittlung der Datenschutz sichergestellt sein. Zum anderen bedeutet es, dass der Mensch aktiv beteiligt sein muss. Ist er dazu nicht in der Lage, ist seine Stellvertretung (→ Glossar) zu beteiligen **(Partizipation)**.

> Das Verfahren zur Bedarfsermittlung muss bekannt sein!

!

Im Anschluss an die Bedarfsermittlung erfolgt eine Bewertung durch den Leistungsträger (im Teilhabeplanverfahren: durch die beteiligten Leistungsträger). Ist der Antrag berechtigt, kann eine Leistung bezahlt werden. Dieser Schritt nennt sich Bedarfsfeststellung. Danach kann es zu einer Geld- oder Sachleistung kommen. Im weiteren Fortgang muss überprüft werden, ob die Leistung der Zielsetzung gedient hat und ob eine Notwendigkeit der Leistung weiterhin besteht. Hier wird in aller Regel nach zwei Jahren erneut geprüft.

Wer's genau wissen will

In vielen Texten steht „eine Leistung wird *gewährt*". Wir halten diese Wortwahl für problematisch, da es sich bei einer begründeten Leistung um einen **Anspruch** und nicht um einen Gnadenakt durch den Leistungsträger handelt! „Ihren Ansprüchen wird mit diesem vorliegenden Bescheid entsprochen" wäre eine wünschenswerte Formulierung in einem amtlichen Bescheid.

Wird eine Leistung durch einen Dienst erbracht, wird auch dort die konkrete Ausgestaltung der Maßnahme oder Assistenz an der Funktionsfähigkeit orientiert. Bei einer individuellen Planung der konkreten Leistung sind die (Teilhabe-)Wünsche eines Menschen und seine (Beeinträchtigung der) Funktionsfähigkeit die zentralen Grundlagen.

Wer's genau wissen will

Bei Differenzen zwischen dem Teilhabe- bzw. Gesamtplan und der Umsetzungsplanung durch den Leistungserbringer ist ggf. eine Klärung des tatsächlichen Bedarfs erforderlich.

Abbildung 9-1 stellt die wichtigsten Schritte einer Bedarfsermittlung dar. Weder die Wünsche und Ziele eines Menschen allein noch die Funktionsfähigkeit eines Menschen allein stellen ausreichende Informationen dar. Erst durch die Zusammenschau wird die Einschätzung einer Bedarfslage klar. Sie bildet dann die konkrete Grundlage für die Bedarfsdeckung. Die Grafik wird weiter unten ausführlicher erklärt (⟶ Kap. 12).

! In der Eingliederungshilfe heißt der Mensch mit Behinderung **L**eistungs**b**erechtigte Person (LB).

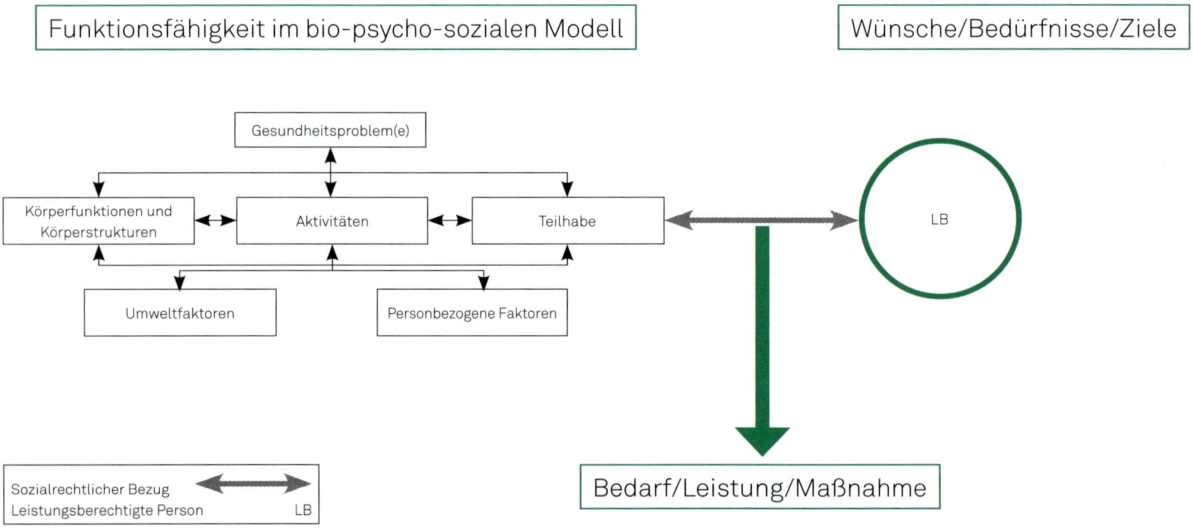

Abbildung 9-1: Schematische Darstellung einer Bedarfsermittlung.

Kommt es bei der Bedarfsermittlung zu unterschiedlichen Sichtweisen auf die Funktionsfähigkeit eines Menschen oder die benötigten Leistungen, stellt die ICF eine wichtige Grundlage dar. Sie hilft, die Situation eines Menschen nachvollziehbar zu beschreiben. Dies geschieht, indem die Sichtweise der leistungsberechtigten Person (LB) und die von Fachkräften oder Angehörigen getrennt dokumentiert werden. Dadurch kann man sachlich über dargestellte Sachverhalte und deren Bewertung diskutieren. Auch bei einem Widerspruch oder einer Klage vor einem Sozialgericht stellt die Funktionsfähigkeit nach ICF eine zentrale Größe dar. Ein Richter wird in einem solchen Fall klären, ob die konkrete Funktionsfähigkeit eines Menschen die beantragte Leistung rechtfertigt. Ebenso, ob die Ziele den Zielsetzungen des SGB IX und der UN-BRK entsprechen und mit einer Leistung ggf. erfolgreich erreicht werden können. Auch aus diesem Grund ist es sehr hilfreich für Menschen mit Behinderung und deren unterstützende Personen, die ICF zu verstehen.

10 Bedarfsermittlung: zwischen Wünschen, Zielen, Bedürfnissen und Bedarfen

In den Sozialgesetzen werden oft Begriffe verwendet, die dort nicht genauer definiert werden. Gleichzeitig haben diese Begriffe oft noch weitere Bedeutungen im allgemeinen Sprachgebrauch und als Fachworte in einzelnen Berufsgruppen und Disziplinen. Dies erschwert ein gemeinsames Verständnis und Vorgehen. Einige der für die Bedarfsermittlung wichtigen Begriffe wurde unter anderem von der BAR näher ausgeführt (→ Kap. 9). Beispiele davon haben wir im vorigen Kapitel beschrieben.

Oft bestehen also unterschiedliche Sichtweisen auf einen Begriff. Manchmal ist die Sichtweise davon abhängig, zu welcher Gruppierung ein Mensch zählt: Mensch mit Behinderung oder Selbsthilfe, Leistungsträger oder Leistungserbringer. Gut ist, wenn diese Definitionen gemeinsam in einem Prozess (→ Kap. 9) erfolgen. Man kann sich dann auf diese Definitionen berufen!

In diesem Kapitel werden einige wichtige Begriffe im Zusammenhang mit Bedarfsermittlung mit Definitionen hinterlegt und ihre Bedeutung erfasst.

10.1 Wunsch

Im § 118 SGB IX stehen die Wünsche des Menschen im ersten Satz. Der ganze Paragraf beschreibt die Instrumente der Bedarfsermittlung in der Eingliederungshilfe.

In allen Bedarfsermittlungsinstrumenten nach § 118 sind die Wünsche der antragstellenden Person an die erste Stelle gerückt. Man geht vom Wunsch des Menschen (→ Kap. 8.5) aus.

Wer's genau wissen will

Die „Berücksichtigung der Wünsche" aus dem Paragrafen § 118 SGB IX wird oft mit dem „Wunsch- und Wahlrecht" nach § 8 SGB IX verwechselt. Beides sind unterschiedliche Dinge. Im § 118 geht es um die Teilhabewünsche der Person mit Behinderung. Im § 8 geht es um die Wünsche zur Ausgestaltung einer Leistung (z.B. an welchem Ort oder welche konkrete Leistung ausgewählt wird).

Beim „Wunsch" im § 118 sind die Zielsetzungen eines Menschen gefragt. Immer dann, wenn die Teilhabe beeinträchtigt ist oder eine Beeinträchtigung droht *und* ein Wunsch in Richtung Verbesserung oder Förderung der Teilhabe zielt, kann die Eingliederungshilfe Leistungsträger werden.

Wünsche werden im allgemeinen Sprachgebrauch auch in anderen Zusammenhängen verwendet. Wünsche können bezüglich einer Erfüllung realistisch sein oder auch nicht. Der Wunschzettel zu Weihnachten oder zum Geburtstag ist ein gutes Beispiel für solche Wünsche.

Die Stellung des Menschen mit einem Anspruch auf Eingliederungshilfe ist eine andere. Es geht nicht um Wunsch und Gewährung, sondern um Ziele und die Umsetzung eines (berechtigten) Anspruchs. **In den Instrumenten zur Bedarfsermittlung wird dazu festgelegt: Der Bedarfsermittler erarbeitet mit der antragstellenden Person die Teilhabeziele. Diese ergeben sich aus den benannten Wünschen.** Damit sind die Wünsche im Sinne des § 118 die wichtigste Grundlage für die Teilhabeziele eines Menschen. Nur erreichbare Wünsche können einen Anspruch begründen.

> Der Wunsch der Person ist die Grundlage für die Teilhabeziele. **!**

In den Instrumenten zur Bedarfsermittlung gehen die Bundesländer unterschiedliche Wege. Oft wird in Alltagsbereichen nach der tatsächlichen Lebenssituation und der gewünschten Lebenssituation gefragt. In anderen Bundesländern werden die Wünsche in den neun Lebensbereichen der ICF erfragt. Ein Bundesland hat in seinem Instrument geregelt, dass die Wünsche unabhängig von Alltagsbereichen oder Lebensbereichen ermittelt werden (→ Kap. 12 und Kap. 13).

10.2 Ziel

Ein Ziel stellt einen Zustand dar, der erreicht werden soll.
In der Eingliederungshilfe sind die Zielsetzungen so zu formulieren, dass sie erreichbar sein können. Die Zielerreichung kann auch erst nach einem langen Zeitraum erfolgen (BAGüS, 2021, S. 1). In anderen Bereichen der Rehabilitation sind die Ziele oft auf eine bestimmte Maßnahme oder einen definierten Zeitraum zu beziehen.

Ziele im SGB IX sind meist Teilhabeziele.
Im Rahmen des B3-Projektes (→ Glossar) hat man sich mit Zielhierarchien beschäftigt. In vielen Planungsinstrumenten werden die einzelnen Zielebenen unterschiedlich benannt. Oft sind es drei Ebenen:
- Es gibt auf der obersten Ebene Rahmenziele oder Fernziele.
- Auf der untersten Ebene wird von Feinzielen oder Handlungszielen gesprochen.
- Dazwischen gibt es z. B. Mittelziele oder Grobziele.

Im B3-Projekt stellte man sich die Frage: wie kann eine Zielhierarchie mit der ICF zusammenpassen. Dabei hat man auf der obersten Ebene das **Teilhabeziel** des Menschen verortet. Dies ergibt (auch aus sozialrechtlicher Sicht) Sinn, denn die Veränderung der beeinträchtigten Teilhabe ist oberstes Ziel aller rehabilitativen Leistungen. Auf der unteren Ebene heißen die Ziele **Handlungs-**

ziele. Sie sind dem Teilhabeziel untergeordnet, kurzfristiger erreichbar und am besten überprüfbar. Zwischen diesen beiden Zielebenen stehen die **Leistungsziele.** Dies meint die Zielsetzung einer bestimmten Leistung oder Maßnahme (BAR, 2019a, S. 65ff).

> **!** Die Ziele eines Menschen in einer Bedarfsermittlung können prinzipiell das Leistungsrecht aller Leistungsträger ansprechen. Der Leistungsträger muss die Zielsetzungen der anderen Leistungsträger mit berücksichtigen. In engen Zeitgrenzen (14 Tage) kann er an den zuständigen Leistungsträger weiterleiten, wenn der Antrag in die Zuständigkeit eines anderen Leistungsträgers gehört (§ 14 (1) SGB IX). Sind mehrere Leistungsträger zu beteiligen, steht das Teilhabeplanverfahren (→ Glossar) zur Verfügung (§ 19 ff SGB IX).

10.3 Bedürfnis

Ein Bedürfnis ist ein Mangelzustand mit der Absicht, dies zu ändern.

> **Wer's genau wissen will**
> Das Bedürfnis wird von der Sehnsucht abgegrenzt. Eine Sehnsucht kann auch sehr unrealistische Ziele haben (z. B. fliegen zu können wie ein Vogel). Ein Bedürfnis hat in diesem Zusammenhang erreichbare Ziele.

Bedürfnisse werden vielfältig eingeteilt. Beispielsweise können Grundbedürfnisse und wirtschaftliche Bedürfnisse voneinander abgegrenzt werden. Im Zusammenhang mit einer Bedarfsermittlung werden individuelle Zielsetzungen (subjektive Bedürfnisse) von (objektiven) Bedarfen abgegrenzt. Im SGB IX erscheint der Begriff Bedürfnis oft mit besonderen Personenkreisen: Menschen mit Behinderung, Frauen und Kinder mit Behinderung, seelisch behinderte Menschen, Gruppe der schwerbehinderten Menschen. Auch Bedürfnisse von Arbeitgebern werden benannt. In einem Gesetz geht es um die Grundbedürfnisse.

> **!** Im Zusammenhang mit der Bedarfsermittlung geht es um die individuellen Teilhabebedürfnisse einer Person.

10.4 Bedarf

Aus der wirtschaftlichen Perspektive wird ein Bedarf als Bedürfnis mit Kaufabsicht definiert. Diese Definition ist mit Abwandlungen auch auf das SGB IX übertragbar. Bei einem bestehenden subjektiven Bedürfnis (Wunsch?!) eines Menschen mit Behinderung kann ein Bedarf abgeleitet werden. Dazu wird dieser nicht mehr rein subjektiv, sondern objektiv gefasst. Damit wird meist unterstellt, dass dazu ein gesellschaftlicher Konsens besteht oder hergestellt werden kann. Ebenso, dass ein Bedarf auch fachlich begründet werden kann.

Ein Bedarf im sozialerechtlichen Sinn ist ein Leistungseinspruch.

Dieser Bedarf wird von einem Leistungsträger geprüft und danach der Antrag beschieden. In dieser Aufteilung besteht ein großer Unterschied zwischen der wirtschaftlichen Definition und der sozialrechtlichen. In aller Regel wird der Bedarf nicht von dem Menschen mit dem Bedürfnis festgelegt, sondern von einem Leistungsträger als Vertreter einer Versichertengemeinschaft oder als Vertreter des Staates bei steuerfinanzierten Leistungen.

In der Eingliederungshilfe ist diese Systematik durch das BTHG stärker in den Mittelpunkt gerückt, da es nicht mehr um eine Leistung der Sozialhilfe im Sinne der Daseinssicherung und Fürsorge (bei einer Notlage) geht, sondern um eine Leistung zur sozialen Teilhabe. Der Wechsel der Eingliederungshilfe aus dem SGB XII in das SGB IX zeigt diese Änderung formal sehr deutlich.

Wer's genau wissen will

Der Begriff „Bedarf" wird in den Sozialgesetzen auch noch in anderen Zusammenhängen verwendet, z. B. in dem Begriff der Bedarfsgemeinschaft oder dem Begriff des Regelbedarfes.

Eine Bedarfsermittlung nach SGB IX durchläuft in der Regel folgende Schritte:

1. **Bedarfserkennung:** Jeder, der einen möglichen Bedarf erkennt, kann eine Ermittlung auslösen. Das kann der Mensch selbst sein, aber auch Angehörige oder andere Personen. Die Rehabilitationträger sind zu einer frühzeitigen Bedarfserkennung gesetzlich angehalten. Sie sollen auf eine Antragstellung hinwirken. (→ § 12 SGB IX)
2. **Bedarfsermittlung**: Ist der mögliche Bedarf erkannt, wird vom Leistungsträger eine Ermittlung durchgeführt. Die Ermittlung kann vollständig oder in Teilen an andere Dienste übertragen werden. Bei den Krankenkassen ist dies z. B. die vertragsärztliche Versorgung oder der Medizinische Dienst. In der Eingliederungshilfe erfolgt die Bedarfsermittlung mit dem länderspezifischen Instrument und wird z. T. durch die Leistungsträger selbst, z. T. durch die Leistungserbringer durchgeführt. Wird eine ärztliche Stellungnahme oder ein Gutachten benötigt, wird dies häufig an Ärzte, z. B. Haus- oder Fachärzte oder auch den öffentlichen Gesundheitsdienst vergeben. Der ICF-Bezug ist bei der Bedarfsermittlung sicher zu stellen. (→ §§ 13 und 118 SGB IX)
3. **Bedarfsfeststellung:** Sie folgt auf die Bedarfsermittlung und stellt einen Verwaltungsakt des Leistungsträgers oder der Leistungsträger (im Teilhabeplanverfahren) dar. Dieser Schritt ist nicht an andere Dienste übertragbar.
4. **Bedarfsdeckung/Leistung**: aus den vorgenannten Schritten ergeben sich nach jeweiligem Leistungsrecht Leistungen, die als Sachleistung oder als persönliches Budget ausgestaltet werden können.

10.5 Fazit zu Wunsch, Bedürfnis, Ziel und Bedarf

Die Begriffe Wunsch, Bedürfnis und Ziel hängen eng zusammen und haben Überschneidungen in den Bedeutungen. Gleichzeitig haben alle diese Begriffe auch weitere Bedeutungen außerhalb des Sozialrechts.

> **!** Im Zusammenhang mit der Bedarfsermittlung werden mit Wunsch und Bedürfnis die Äußerungen des Menschen mit Behinderung bezeichnet. Sie stehen im Mittelpunkt der Betrachtung. Die bedarfsermittelnde Person übersetzt die Wünsche und Bedürfnisse eines Menschen in entsprechende Ziele. Dies sind in erster Linie Teilhabeziele.

Bedarf im sozialrechtlichen Sinn entsteht, wenn Bedürfnisse begründet werden können, ggf. auch fachlich, und insofern objektiv gefasst werden können. Für die Ermittlung und Anerkennung von Bedarfen ist ein Leistungsträger zuständig, der die Leistungen bereitstellt, mit denen die Ziele erreicht werden können. Es können zu einem Zeitpunkt Bedarfe gegenüber mehreren Leistungsträgern entstehen (→ Teilhabeplanverfahren).

11
ICD und ICF: zwei Schwestern

Die Weltgesundheitsorganisation (WHO) hat drei große Gesundheitsklassifikationen entwickelt. Sie gelten alle weltweit. Sie ermöglichen es der WHO, Unterschiede in den Ländern und Regionen zu erkennen. Damit kann sie Hinweise geben und Programme zur Gesundheitsförderung anregen und gestalten. Viele Menschen haben diese Aufgabe der WHO während der Corona-Pandemie wahrgenommen.

Für viele Jahre war die ICD (Internationale Klassifikation der Krankheiten[4]) die wichtigste Gesundheitsklassifikation der WHO.

> Eine Diagnose nach der aktuell gültigen ICD-10 lässt jedoch nicht erkennen, wie ein Mensch durch diese Erkrankung in seiner Lebensgestaltung eingeschränkt ist. Man kann daraus auch nicht ablesen, wie stark diese Einschränkung ist. Eine Behinderung folgt in der aktuellen Sichtweise nicht einfach nur aus einer Erkrankung. Vielmehr wird dabei der Einfluss der Umwelt auf einen Menschen mit Gesundheitsproblem betrachtet.

!

Da die WHO auch Behinderung als einen wichtigen Punkt für den Weltgesundheitsbericht ansieht, wurde der ICD eine Klassifikation für Behinderung zur Seite gestellt. Das ist die ICF.
Folgende Punkte der ICF sind besonders erwähnenswert:

1. Gleichzeitig mit der ICF wurde das ihr zugrundeliegende **bio-psycho-soziale Modell** der WHO bekannt gemacht. Behinderung wird darin als Interaktion eines Menschen mit Gesundheitsproblem und seiner Umwelt betrachtet. Damit ist die ICF anschlussfähig mit der Sichtweise der UN-BRK auf Behinderung.

> Behinderung als Mensch-Umwelt-Interaktion.

!

2. Es wurde versucht, die Begriffe und Items (→ Glossar) der ICF möglichst in einer **neutralen Sprache** zu verfassen. Damit lässt sich die Funktionsfähigkeit beschreiben. Statt „Schlafstörung" nutzt die ICF den neutralen Begriff „Funktionen des Schlafes". Statt „emotionaler Unreife" nutzt die ICF den neutralen Begriff „emotionale Funktionen".

4 Personen mit Behinderung erleben sich nicht immer als „erkrankt", jedoch als „behindert" (u.a. durch die konkrete Umwelt). In diesem Buch nutzen wir die Begriffe Gesundheits-problem und Krankheit im Sinne der ICD.

Wer's genau wissen will
Bei einigen wenigen Items konnte die WHO keine neutralen Begriffe finden. Das liegt daran, dass es in den meisten Sprachen weltweit keinen Begriff für z. B. Nicht-Schmerz gibt. Bei dem Item „Schmerz" gibt es also auch keine „neutrale" Bezeichnung. „Tremor" und „Tic" sind weitere Beispiele.

3. Der Name der Klassifikation folgt dem Ansatz der „neutralen" Formulierung. Das „F" im ICF steht für **Funktionsfähigkeit.** Diese kann bei einem vorliegenden Gesundheitsproblem unterschiedlich stark beeinträchtigt sein. Mit vollständigem Namen heißt sie „Internationale Klassifikation der Funktionsfähigkeit, Behinderung und Gesundheit".
4. Schließlich nutzt die ICF die **Umweltfaktoren** und die **personbezogenen Faktoren.** Diese sind wichtig, um dem bio-psycho-sozialen Modell gerecht werden zu können.

Wer's genau wissen will
Person(!)bezogene Faktoren ist kein Schreibfehler. Mit „Person" in der Einzahl will man deutlich machen, dass es nicht um Personen im Allgemeinen, sondern um eine spezielle Person geht!

Die ICF ist schon seit 2001 Bezugsgröße für den Teilhabebegriff im Sozialgesetzbuch (SGB) IX. Auch die „funktionsbezogene" Bedarfsermittlung im § 13 SGB IX (→ Kap. 8.4 und Kap. 9) bezieht sich bereits auf die ICF. Deutschland hat als eines der ersten Länder die wichtigen Begriffe aus der ICF in seine Sozialgesetze übernommen.

Die ICD und die ICF sind zwei Klassifikationen aus der **Familie der Gesundheitsklassifikationen.** Sie ergänzen sich. In der ICD können Krankheiten eingeordnet werden, in der ICF die Auswirkungen einer Erkrankung auf die Funktionsfähigkeit eines Menschen. Die beiden Klassifikationen können sich nicht gegenseitig ersetzen. Als dritte Schwester wird die ICHI (Internationale Klassifikation der Gesundheitsinterventionen) fertiggestellt. In ihr kann man dann die möglichen Interventionen und Unterstützungssysteme abbilden.

Die WHO hat die ICF zur Nutzung bei Gesundheitsproblemen entwickelt. In der ICF ist der Begriff „Gesundheitsproblem" weit gefasst. Im Englischen lautet er „health condition". In Deutschland wird meist das Vorliegen einer Erkrankung mit ICD-Diagnose vorausgesetzt.

Bei vielen Menschen liegt mehr als ein Gesundheitsproblem vor. In diesen Fällen wird bei einer Betrachtung der Funktionsfähigkeit die Person mit all ihren Gesundheitsproblemen betrachtet. Damit sind die relevanten Gesundheitsprobleme gemeint. Hat ein Mensch neben einer Depression auch Bluthochdruck und Übergewicht (Adipositas), ist nicht nur eine einzelne Diagnose relevant.

Ausgangspunkt für eine funktionsbezogene Bedarfsermittlung stellt der Mensch mit seinen Gesundheitsproblemen dar. Dies ist in den Grundsätzen zur Bedarfsermittlung (→ Kap. 9) klargestellt worden.

12 Instrumente der Bedarfsermittlung nach dem BTHG

Bei einem Antrag auf Leistungen der Eingliederungshilfe wird eine Bedarfsermittlung durchgeführt. Wird ein Bedarf festgestellt, erstellt der Leistungsträger einen Gesamtplan. Die Leistung kann erbracht oder durchgeführt werden. Die Rehabilitationsträger (und seit dem BTHG zählt auch der Träger der Eingliederungshilfe dazu) haben dafür zu sorgen, dass ein Bedarf frühzeitig erkannt wird. Sie müssen auf eine frühzeitige Antragstellung hinwirken. Dies ist im § 12 SGB IX geregelt.

Durch das BTHG hat sich in der Bedarfsermittlung vieles geändert. Die Berücksichtigung der Funktionsfähigkeit und das frühzeitige Erkennen einer Bedarfslage sind dabei nur zwei der Änderungen. Diese stehen in diesem Buch im Mittelpunkt. Wir werden die Auswirkungen in diesem Kapitel näher betrachten.

Wer's genau wissen will

Einige weitere wichtige Änderungen durch das BTHG zählen wir hier auf:

- Überführung der Eingliederungshilfe von der Sozialhilfe in das Rehabilitationsrecht
- Stärkung der Person(en)zentrierung
- Einführung der Ergänzenden unabhängigen Teilhabeberatung (EuTB)
- Trennung von Fachleistung und Grundsicherung mit hohen Freigrenzen für die Fachleistung → finanzielle Besserstellung
- Auflösung des Sozialrechtsdreiecks zwischen Leistungsträger, Leistungsberechtigter Person und Leistungserbringer
- Stärkere Verankerung von Wirkung und Wirksamkeit → Kontrolle der Leistung
- Anpassung des Behinderungsbegriffs
- Stärkung und Präzisierung des Teilhabeplanverfahrens
- Stärkung der beruflichen Rehabilitation u. a. durch das Budget für Arbeit
- Vereinheitlichung der Instrumente zur Bedarfsermittlung in den einzelnen Bundesländern

Die Eingliederungshilfe ist Länderrecht. Die Möglichkeit, sich bundesweit auf ein Instrument zur Bedarfsermittlung zu einigen, wurde mit dem BTHG nicht erreicht. Der Bundesgesetzgeber hat jedoch bestimmt, dass es in jedem Bundesland nur jeweils ein Instrument zur Bedarfsermittlung geben darf. Dies ist in Absatz 2 des § 118 SGB IX geregelt (Formulierung dort: „*das* Instrument").

Einerseits soll mit dem BTHG die Selbstbestimmung und die finanzielle Situation der Menschen mit Behinderung gestärkt werden. Andererseits ist eindeutig das Vorhaben der Kostenminimierung bzw. Kostenneutralität vorgesehen und im Vorwort (Präambel) des Gesetzespakets auch benannt. Zielgenaue Leistungen, Wirkungskontrolle und Wirksamkeitsmessung sind im BTHG verankert. Die Beziehungsgestaltung zwischen Leistungsträger und Leistungserbringer wurde tiefreichend verändert.

Bei der Vielzahl von Zielsetzungen und Veränderungen bleibt es nicht aus, dass es bereits innerhalb der benannten Ziele Spannungsfelder gibt.

Die Einführung der ICF in die Bedarfsermittlung verfolgt 2 Hauptziele:

1. Das Instrument zur Bedarfsermittlung erhält eine verpflichtende fachliche Basis. Dort kann in einer nachvollziehbaren Art und Weise der Bedarf ermittelt und dokumentiert werden. Die Bedarfsermittlung soll dadurch transparent und nachvollziehbar werden.
2. Die ICF ist Grundlage für eine Beurteilung, ob bei einem Menschen ein Bedarf vorliegt oder nicht. Dies begründet sich einerseits durch die Beeinträchtigung der Funktionsfähigkeit nach ICF, andererseits durch die (drohende) Beeinträchtigung der Teilhabe. Liegen darauf bezogene Teilhabeziele vor, die durch eine Leistung erreichbar erscheinen, wird eine Leistung möglich. Der zeitliche Horizont für die Erreichbarkeit von Zielen wird in der Eingliederungshilfe besonders weit gesteckt (vergleiche BAGüS, 2021, S. 1). Die Ziele müssen jedoch in weiter Ferne erreichbar sein.

Der Prozess der Bedarfsermittlung ist in Abbildung 12-1 dargestellt.

Mit der Beeinträchtigung der Funktionsfähigkeit nach ICF und dem bps-Modell haben wir uns im Basiswissen (→ Teil A) ausführlich beschäftigt. Aus ihr ist jedoch nicht ohne weitere Informationen ein Hilfebedarf ableitbar. Es werden dazu noch die Wünsche, Bedürfnisse und Ziele des Menschen

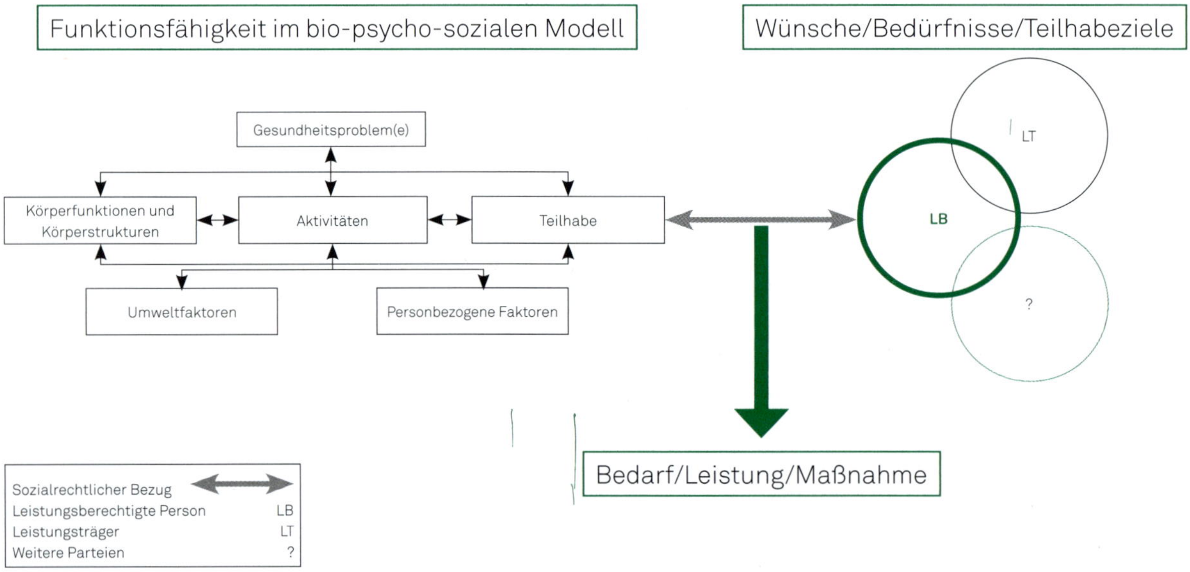

Abbildung 12-1: Prozess der Bedarfsermittlung.

(→ Kap. 10) benötigt. Wünsche und Bedürfnisse eines Menschen kann nur er selbst oder ggf. seine Stellvertretung benennen. Sie sind im § 118 SGB IX aufgeführt und müssen berücksichtigt werden.

Die Abbildung 12-1 ähnelt der Abbildung 9-1 im Kap. 9. Hier wird nun der Einfluss weiterer Interessensgruppen auf die Bedarfsermittlung aufgeführt. Sie können auf Zielsetzungen bzw. Teilhabeziele eine Auswirkung haben. Mögliche Interessensgruppen können sein:

- Angehörige (insbesondere bei Kindern und Jugendlichen)
- Leistungsträger
- Leistungserbringer
- Schule, Arbeitskollegen, Nachbarschaft
- Gesetzliche Betreuung etc.

> Im § 118 SGB IX ist klargelegt, dass die Wünsche der Leistungsberechtigten Person zu berücksichtigen sind. Sie sollen handlungsleitend sein. Zusätzlich wird diese Ausrichtung durch das Wunsch- und Wahlrecht (§ 8 SGB IX) gestärkt.

!

Wer's genau wissen will

Die Wünsche im § 8 SGB IX sind weniger umfassend als die Wünsche im § 118. Im § 8 geht es um die Ausgestaltung der Maßnahme (in welcher Form, an welchem Ort), bei der die Wünsche zu berücksichtigen sind. Der Begriff Wünsche im § 118 ist umfassender zu verstehen. Hier sind die (Teilhabe-)Ziele des Menschen in den Wünschen verortet. Zusätzlich kann dort die Intention des § 8 ebenfalls enthalten sein. Für die Eingliederungshilfe sind sowohl § 8 als auch § 118 SGB IX gültig ist.

Es wird jedoch immer wieder Situationen geben, in denen die Zielrichtung einer Maßnahme, einer Leistung oder eines Nachteilsausgleichs das Ergebnis eines Aushandlungsprozesses ist. Je größer die Überschneidung der unterschiedlichen Zielsetzungen sind, desto leichter gelingt dieser Prozess. Dies wird in Abbildung 12-2 dargestellt.

Im Zuge des BTHG wurden die Instrumente zur Bedarfsermittlung der einzelnen Bundesländer überarbeitet. Die Selbstbestimmung wurde in den Instrumenten gestärkt. Die eigenen Wünsche und Ziele der Person mit Behinderung sind handlungsleitend.

> Ist die eigene Zielsetzung z.B. nicht mit Leistungen der Eingliederungshilfe alleine zu erreichen, wird der zuständige Leistungsträger vom Träger der Eingliederungshilfe ins Verfahren einbezogen (→ Teilhabeplanverfahren).

!

Es gibt zwei wichtige Stellgrößen, die einen Einfluss auf den Bedarf einer Person haben: die Funktionsfähigkeit und die Teilhabewünsche des Menschen mit Behinderung. Leistungen sind nur möglich, wenn ein Gesundheitsproblem besteht.

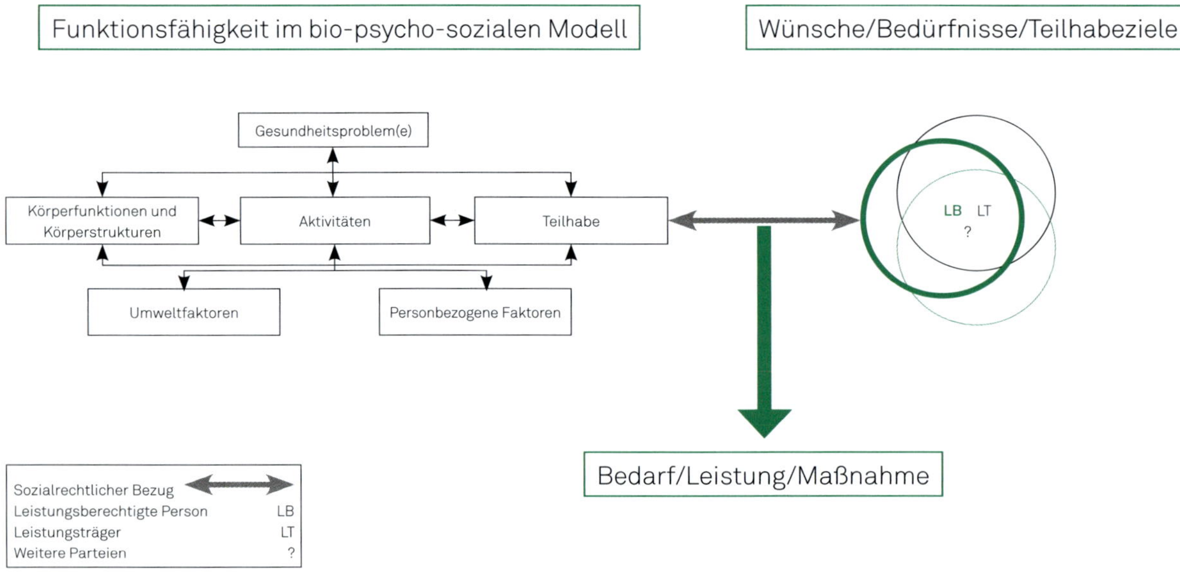

Abbildung 12-2: Prozess der Bedarfsermittlung: Je größer die Überschneidungen der unterschiedlichen Zielsetzungen sind, desto leichter gelingt dieser Prozess.

Wer's genau wissen will

Bei dem Begriff Gesundheitsproblem wird in Deutschland regelmäßig eine vorliegende Diagnose nach ICD gefordert. Es kann sich auch um mehr als eine Diagnose handeln. Die Diagnosen werden von Ärzten gestellt. Die ICF an sich hat einen umfassenderen Blick auf Gesundheitsproblem. Pubertät und Schwangerschaft gehören auch in diesen Begriff.

Die Anforderungen an die Erfassung der Funktionsfähigkeit eines Menschen haben wir bereits beschrieben (→ Kap. 9). Die Anforderungen aus § 118 SGB IX kommen zusätzlich hinzu. Ggf. sind noch weitere Anforderungen in den Landesgesetzen vorhanden. In Bayern ist z.B. im bayerischen Teilhabegesetz (bayTHG) die Gewichtung der Items der ICF vorgesehen.

1. Das Verfahren ist an der ICF zu orientieren.
2. Die zeitlich anhaltende Beeinträchtigung der Aktivität und Teilhabe ist zu erheben.
3. In der Komponente Aktivität und Teilhabe sind alle neun Kapitel zu berücksichtigen.

! Mit dem Begriff Kapitel sind an dieser Stelle die 9 Lebensbereiche von Aktivität und Teilhabe gemeint.

Die Auswirkungen auf die Verfahren zur Bedarfsermittlung der Bundesländer sind weitreichend. An vielen Stellen wurden in den Verfahren unterschiedliche Wege gewählt, um den Anforderungen z.B. aus dem § 118 SGB IX gerecht zu werden.

Wer's genau wissen will

Eine umfassende Analyse der 16 Bedarfsermittlungsinstrumente würde den Rahmen dieses Buchs überschreiten. Das Bundesministerium für Arbeit und Soziales (BMAS) ist für die Umsetzungsbegleitung zuständig. Eine umfangreiche Darstellung des BMAS und des Deutschen Vereins für öffentliche und private Fürsorge e.V. ist im Internet frei verfügbar (BMAS, o.J.).

Einige Punkte sind in allen Instrumenten zur Bedarfsermittlung geändert worden. Es gab auch Instrumente, die bereits vor dem BTHG an wichtigen Stellen entsprechend aufgebaut waren.

1. Die Wünsche und Ziele der antragstellenden Person sind die ersten inhaltlichen Punkte der Instrumente. Lediglich die Grunddaten werden vorangestellt. Meist werden die Wünsche und Ziele direkt mit der aktuellen Lebenssituation in Verbindung gesetzt. Dies kann in direkt aufeinander folgenden Textabschnitten oder in einer Tabelle dargestellt sein.

Wer's genau wissen will

Die Wünsche und Ziele werden in den Verfahren sehr unterschiedlich geordnet. Über die Hälfte der Verfahren haben Lebenswelten oder Alltagsbereiche als Systematik gewählt. In einigen Verfahren werden die Wünsche und Ziele in der Ordnung der neun Kapitel von Aktivitäten und Teilhabe erfasst. Es gibt Verfahren, die eine freie Formulierung von Wünschen und Zielen vorsehen. Für die Vor- und Nachteile der unterschiedlichen Systematiken siehe → Kap. 13. Die Autoren empfehlen die Verwendung der Alltagsbereiche oder Lebenswelten. Das Arbeitsbuch ist entsprechend aufgebaut.

2. Ein deutlicher Bezug zur ICF und zum bps-Modell der WHO ist in allen Instrumenten und Manualen zu erkennen.
3. Die neun Kapitel von Aktivität und Teilhabe werden in allen Verfahren berücksichtigt.
4. Kein Verfahren leitet direkt aus der Funktionsfähigkeit oder einem Summenwert aus ICF-Items die Leistungsmenge ab. Damit sind diesbezüglich die ethischen Leitlinien (→ Kap. 7) berücksichtigt!

In einigen Punkten unterscheiden sich die Instrumente zur Bedarfsermittlung auch in Bezug auf die ICF und das bps-Modell:

1. Es werden nicht immer alle Komponenten der ICF berücksichtigt. Damit bleibt die bps-Sichtweise in einigen Verfahren lückenhaft.
2. Das Wechselwirkungsmodell wird zum Teil nicht oder nur in einer sehr reduzierten Form umgesetzt.
3. Der Umgang mit Leistung und Leistungsfähigkeit (→ Kap. 4.1) ist in den Verfahren unterschiedlich geregelt. In einigen Manualen ist nicht definiert, was die Grundlage für die Einschätzung der Aktivitäten und Teilhabe ist.
4. In einigen Instrumenten werden Aktivitäten und Teilhabe gemeinsam (und in einem Wert!) beurteilt. Dies ist problematisch, da es sich um unterschiedliche Konzepte handelt.

5. Es gibt Verfahren, die als Items nur die neun Kapitel aus Aktivitäten und Teilhabe nutzen. Andere Verfahren nutzen eine Auswahl aus Items. Wieder andere nutzen (nahezu) alle Items der ICF auf der 2. Ebene.
6. Die Kontextfaktoren werden in den Verfahren nicht einheitlich verstanden. In einigen Verfahren werden sie als Ressourcen benannt. Der Blick auf Förderfaktor oder Barriere ist nicht durchgängig gegeben. Oft sollen die Ressourcen möglichst genau beschrieben werden (vorhanden oder aktivierbar). Der Blick auf die Auswirkung der Kontextfaktoren (→ Kap. 4.3 und Kap. 4.4) ist eine andere Sichtweise. In einigen Verfahren ist im Manual festgelegt, dass die Kontextfaktoren nur aus der Sicht der antragstellenden Person erfasst werden sollen.
7. Personbezogene Faktoren werden oft wenig oder nicht explizit abgefragt und erfasst.

Eine weiterreichende Analyse zu den Verfahren und eine Auflistung von fachlichen Anforderungen kann bei Witzmann eingesehen werden (Witzmann, 2023).

Eine durch das BTHG ausgelöste Veränderung in der Art und Weise der Bedarfsermittlung ist zu erkennen. Die Begrenzung auf ein Verfahren pro Bundesland hat deutlich zu Transparenz und Nachvollziehbarkeit beigetragen. Die Veränderungen fordern von allen an der Bedarfsermittlung Beteiligten eine fachliche Neuorientierung. Es ist davon auszugehen, dass innerhalb einiger Jahre die angestrebten Veränderungen auch spürbar werden. Dies sowohl in einer verbesserten Bedarfsermittlung als auch den entsprechenden Instrumenten.

!

> Auch – und vielleicht besonders – an dieser Stelle kann erkannt werden, wie der durch das BTHG angestrebte Prozess in der Realität ankommt – und hoffentlich den benannten Zielen zuträglich ist:
>
> - Stärkung der Selbstbestimmung
> - Transparenz und Nachvollziehbarkeit der Bedarfsermittlung
> - Weg von der Krankheitssicht hin zur Funktionsfähigkeit
>
> Erst, wenn dies erkennbar wird, sind wir bei der Sichtweise einer Behinderung als Mensch-Umwelt-Interaktion angekommen.

13 Zur Erfassung der Ziele und der Teilhabe in der Bedarfsermittlung

Die Instrumente zur Bedarfsermittlung sind bezüglich Wünschen und Zielen sowie der Funktionsfähigkeit nach ICF unterschiedlich gegliedert. Es kommen die Begriffe Lebenswelten, Alltagsbereiche und Lebensbereiche vor. In diesem Buch haben wir durchgängig eine Ordnung in den Alltagsbereichen vorgesehen. Sie stellen die Grundlage für die eigene Analyse der Funktionsfähigkeit im Arbeitsbuch (→ Teil III) dar.

In diesem Kapitel werden die Unterschiede dieser Begriffe erläutert. Eine Begründung der Wahl der Alltagsbereiche für die Ordnung dieses Buchs wird aufgestellt.

> Sollte in dem Instrument zur Bedarfsermittlung, das bei Ihnen Anwendung findet, eine andere Ordnung für die Analyse der Funktionsfähigkeit und Erstellung einer Planung vorgesehen sein, kann das Arbeitsbuch auch in diesen Ordnungen genutzt werden.

!

13.1 Begriffsbestimmungen

Lebenswelten: Zum Begriff Lebenswelten gibt es mehrere theoretische Erklärungsmodelle. Er wird unter anderem in der Philosophie und der Soziologie genutzt. Als gemeinsames Verständnis wird dabei ein abgegrenzter Bereich des Lebens verstanden. Dabei steht das eigene Erleben (subjektive Sicht) im Mittelpunkt. Davon abgegrenzt wird z. B. die Lebenslage. Dort wird die Realität (objektive Welt) abgebildet. Die Analyse und Handlungsmöglichkeiten können somit bei einem Menschen in mehreren Lebenswelten beschrieben werden. Oft wird die Arbeitssituation als eine Lebenswelt aufgeführt. Die Freizeit oder das soziale Leben könnten weitere Lebenswelten darstellen.

Alltagsbereiche: In vielen Instrumenten zur Bedarfsermittlung wurde bereits vor der Einführung des BTHG eine Analyse von Wünschen, Zielen und der individuellen Lebenssituation in Alltagsbereichen durchgeführt (→ Kap. 13.2). Je nach Instrument wurden drei oder fünf Alltagsbereiche genutzt. Dieser Begriff ist nicht strikt vom Begriff der Lebenswelten abgegrenzt.

Lebensbereiche: So werden die Kapitel der ICF zu Aktivitäten und Teilhabe genannt. Die ICF stellt neun Lebensbereiche zur Verfügung. Sie sind jedoch im Leben eines Menschen nicht unabhängig voneinander. Oft stehen sie in Wechselwirkung zueinander. Ein Lebensbereich kann Auswirkungen auf mehrere Alltagsbereiche haben. Für einen Alltagsbereich können mehrere Lebensbereiche relevant sein. Die Lebensbereiche der ICF sind im BTHG (§ 118 SGB IX) wörtlich aufgeführt.

13.2 Umsetzung in den BTHG-Verfahren

In den 16 Instrumenten zur Bedarfsermittlung werden unterschiedliche Strategien zur Analyse der Lebenssituation eines Menschen verwendet. Dies zeigt sich bei der Erfassung der Wünsche und Ziele eines Menschen wie auch bei der Erfassung der Funktionsfähigkeit.

Zur Erfassung der **Wünsche, Ziele** (→ Kap. 10 und Kap. 14.1) (und der aktuellen Lebenssituation) werden oft die Alltagsbereiche eines Menschen genutzt. Meist handelt es sich um folgende Alltagsbereiche:

- Selbstversorgung und Wohnen
- Arbeit
- Soziales Leben
- Freizeit
- Weitere wichtige Themen (z. B. Gesundheit)

Die Überschriften können zwischen den einzelnen Verfahren leicht variieren. Für den Kinder- und Jugendbereich werden ebenfalls Ergänzungen oder Begriffsänderungen genutzt. So kommt oft zum Alltagsbereich „Arbeit" „Schule" und „Bildung" mit hinzu. Die Zahl der Alltagsbereiche bewegt sich in den einzelnen Verfahren zwischen drei und fünf Bereichen. Oft ist eine Erfassung von sonstigen Zielen und Wünschen vorgesehen.

In einigen Instrumenten zur Bedarfsermittlung werden die Wünsche und Ziele in den neun Lebensbereichen der ICF abgefragt. Ein Verfahren lässt Wünsche und Ziele ganz frei formulieren.

Bei der **Erfassung der Funktionsfähigkeit** (→ Kap. 14) sind ebenfalls beide Ordnungen in den Verfahren zu finden. In einigen Verfahren wird die Funktionsfähigkeit in den Alltagsbereichen erfasst, in anderen in den Lebensbereichen der ICF. Für beide Möglichkeiten lassen sich Gründe finden.

13.3 Begründung zur Empfehlung der fünf Alltagsbereiche

Die Autoren dieses Buchs empfehlen die Verwendung der Alltagsbereiche. Alltagsbereiche sind leicht für die meisten Menschen als zu unterscheidende Lebenswirklichkeiten zu verstehen. „Meine Arbeitssituation" oder „meine Wohnsituation" oder „meine Freizeit" sind leicht voneinander abzugrenzen. Damit eignen sich die Alltagsbereiche, die Lebenssituation eines Menschen in nachvollziehbare Einheiten zu unterteilen. Wünsche, Ziele und Funktionsfähigkeit werden in der gleichen Ordnung verstanden und beschrieben oder benannt. Die beantragte Leistung bekommt eine nachvollziehbare Grundlage.

Im Gegensatz dazu stellen die neun Lebensbereiche der ICF („d1"–„d9") keine abgrenzbaren Einheiten in der subjektiven Lebensrealität eines Menschen dar.

!

Zum Beispiel kann ein Mensch in seiner „Mobilität" („d4") beeinträchtigt sein. Dies kann sich auf die „Arbeit", das „Wohnen", die „Selbstversorgung" oder die „Freizeit" auswirken.

An dieser Stelle wird deutlich, dass das Wechselwirkungsmodell der ICF gut für die Analyse der Funktionsfähigkeit eines Menschen ist. **Jedoch greift eine reine Betrachtung der einzelnen Kapitel von Aktivitäten und Teilhabe zu kurz, da es auch unter den einzelnen Lebensbereichen Wechselwirkungen gibt.**

Die Lebenssituation eines Menschen ist komplex. Die fünf Alltagsbereiche stellen eine gute Grundlage und sinnvolle Unterteilung für eine Analyse dar, die eine Bedarfsermittlung handhabbar machen.

Teil III: Arbeitsbuch und Praxisbeispiele

Die eigene Funkionsfähigkeit und Behinderung zu verstehen und benennen zu können, erleichtert es, den Bedarf zu beschreiben und in der Bedarfsermittlung auf Augenhöhe mitzureden. Das kann eine gute Vorbereitung auf ein entsprechendes Gespräch zur Bedarfsermittlung darstellen.

Im Teil III dieses Buchs werden wir Sie Schritt für Schritt vom Wunsch über die einzelnen Komponenten der ICF bis zur Beschreibung der eigenen Funktionsfähigkeit führen (→ Kap. 14). Zehn Praxisbeispiele (→ Kap. 15) zeigen den Stellenwert der Funktionsfähigkeit und der individuellen Wünsche und Ziele in der Bedarfsermittlung. Die Beispiele sind so zusammengestellt, dass unterschiedliche Alltagsbereiche, unterschiedliche Gesundheitsprobleme und unterschiedliche Altersgruppen betrachtet werden. Eine solche Zusammenstellung kann nicht umfassend sein. Denn es gibt sehr viele Umstände, in denen die Teilhabe beeinträchtigt sein kann. Und jeder Mensch ist einzigartig. Die einzelnen Beispiele stellen Ausschnitte aus der Lebenswirklichkeit von Menschen mit Behinderung dar und erheben nicht den Anspruch, den Menschen vollumfänglich zu beschreiben!

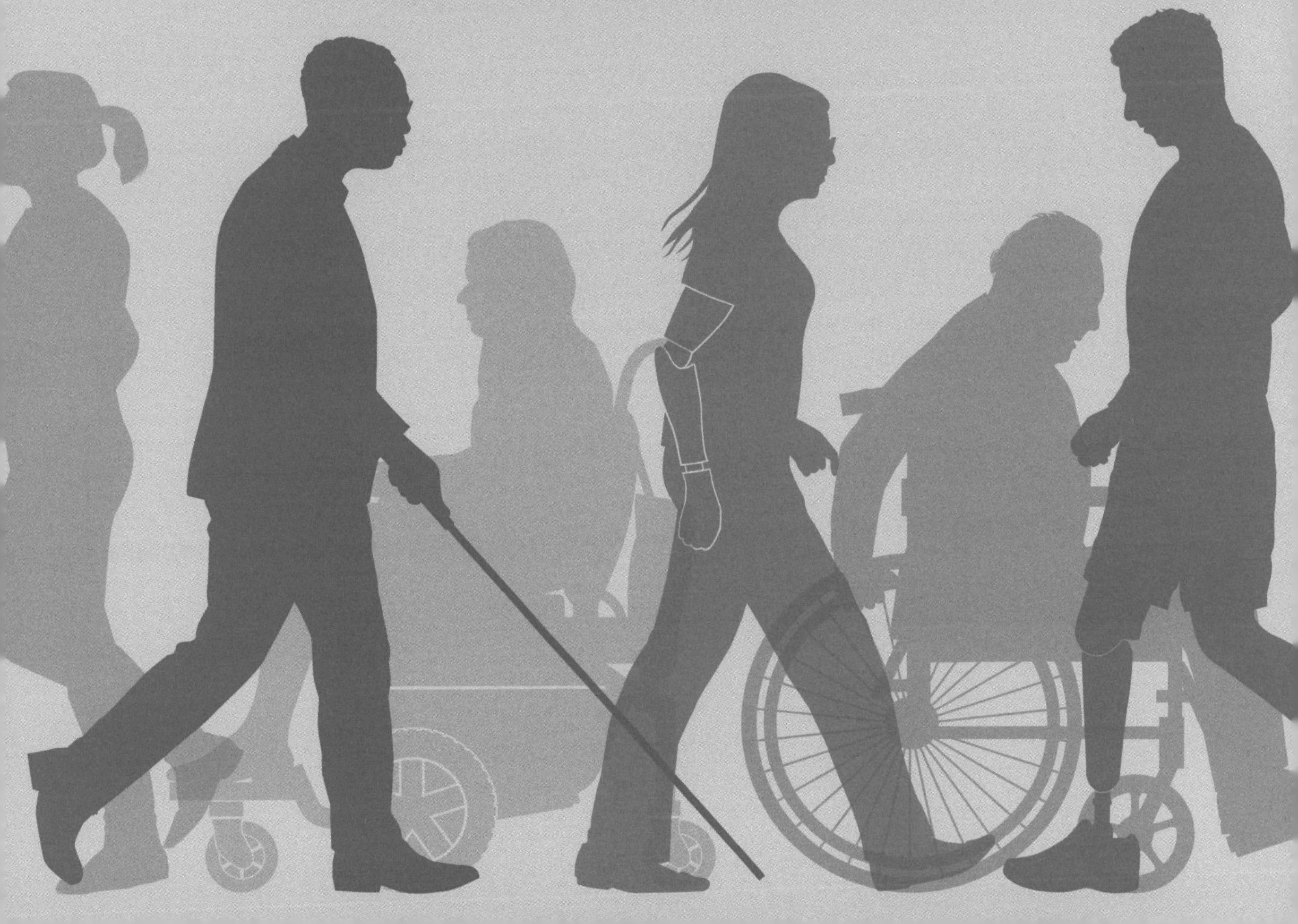

14 Arbeitsbuch

Im Arbeitsbuch können Sie Schritt für Schritt ihre eigene Funktionsfähigkeit erfassen und beschreiben. Sie können dazu die Arbeitsbereiche in diesem Buch nutzen oder die Arbeitsblätter gesondert in der Mediathek herunterladen. Dazu nutzen Sie den Link: auf S. 152

Die einzelnen Arbeitsschritte werden beschrieben. Zum Nachlesen und tieferen Verständnis der einzelnen Komponenten sind die jeweiligen Verweise zum Basiswissen (Teil I) eingefügt. Wir haben das Arbeitsbuch nach fünf Alltagsbereichen (→ Kap. 13) geordnet. Diese Vorgehensweise haben wir weiter vorne im Buch bereits empfohlen. Sollte die Bedarfsermittlung bei Ihnen in einer anderen Ordnung durchgeführt werden, können Sie die beschriebenen Schritte auch in einer anderen Ordnung durchführen. Zu Beginn stehen in allen Verfahren die eigenen Wünsche.

14.1 Meine Teilhabeziele

Welche Wünsche und (Teilhabe-)Ziele habe ich?
Ihre eigenen Wünsche und Ziele (→ Kap. 10) sind der Ausgangspunkt jeglicher Bedarfsermittlung. Sie können Ihre Wünsche und Ziele frei aufschreiben. Eventuell finden Sie im Instrument zur Bedarfsermittlung, das bei Ihnen gilt, Hinweise, wie dort die Wünsche und Ziele aufgeschrieben werden.

Ihre Wünsche und (Teilhabe-)Ziele sind eine wichtige Grundlage zur Analyse Ihrer Funktionsfähigkeit. Nachfolgend werden die anderen Grundlagen für diese Analyse Schritt für Schritt erläutert und als einzelne Arbeitsschritte angeboten.

Wir empfehlen, die Ziele entlang der Alltagsbereiche, die in vielen Instrumenten aufgeführt sind, zu formulieren, siehe Abbildung 14-1. So können Sie Ihre Wünsche und Ziele in Ihren Worten aufschreiben und haben gleichzeitig eine gute Übersicht. **Alle fünf Alltagsbereiche** (→ Glossar) **abzufragen ist hilfreich, um keine wichtigen Wünsche oder Ziele zu übersehen:**

- Selbstversorgung und Wohnen
- Arbeit
- Soziales Leben
- Freizeit
- Weitere wichtige Themen (z. B. Gesundheit)

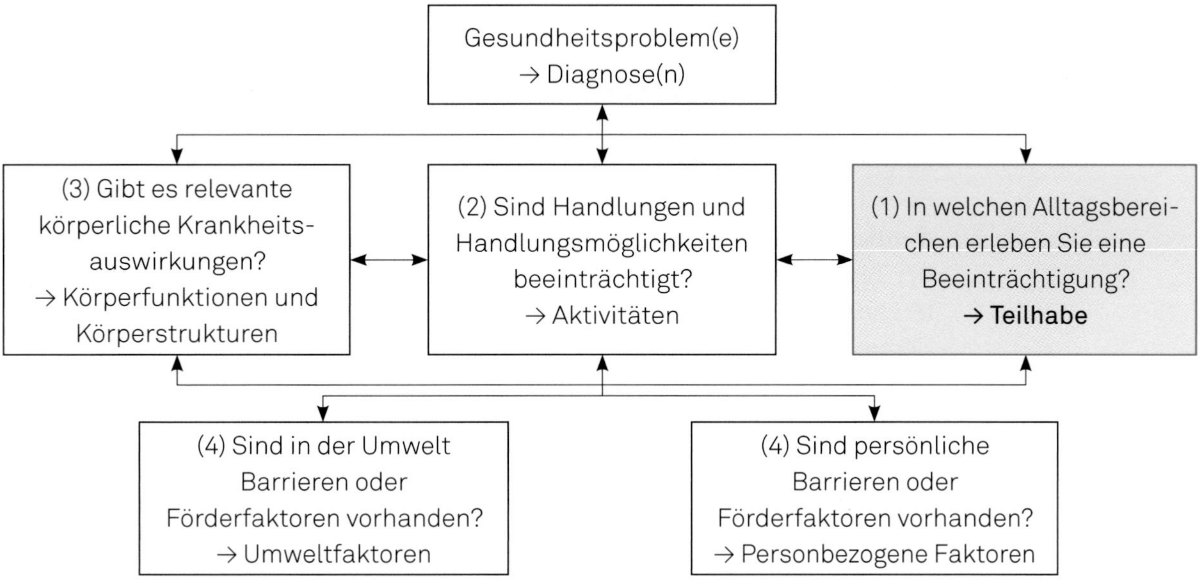

Meine Wünsche und (Teilhabe-)Ziele zu „**Selbstversorgung und Wohnen**“:

____

____

____

Meine Wünsche und (Teilhabe-)Ziele zu „**Arbeit**“:

____

____

____

Meine Wünsche und (Teilhabe-)Ziele zu „**Soziales Leben**“:

____

____

____

Meine Wünsche und (Teilhabe-)Ziele zu „**Freizeit**“:

____

____

____

Meine Wünsche und (Teilhabe-)Ziele zu **weiteren Themen, z.B. Gesundheit**:

____

____

____

Abbildung 14-1: Beeinträchtigung der Teilhabe. Welche Wünsche und (Teilhabe-)Ziele habe ich? (Arbeitsblatt auch zum Download in der Medienbibliothek).

14.2 Meine Teilhabe

In welchen Bereichen erlebe ich meine Teilhabe als beeinträchtigt?
Sobald man eine Vorstellung davon hat, um was es sich bei Teilhabe handelt, kann man die eigene Teilhabe und deren Beeinträchtigung in Worte, Bilder oder Texte fassen. **Teilhabe beschreibt, wie ein Mensch seine Eingebundenheit in Gesellschaft und Umwelt/Umfeld erlebt** (→ Kap. 4.1). Da es bei der Teilhabe um das Erleben des Menschen mit Gesundheitsproblem oder Behinderung geht, ist an dieser Stelle die Selbstauskunft besonders wichtig (Abbildung 14-2).

!

Wie bei den Wünschen und Teilhabezielen empfehlen wir Ihnen, die Teilhabe in den fünf Alltagsbereichen zu beschreiben:
- Selbstversorgung und Wohnen
- Arbeit
- Soziales Leben
- Freizeit
- Weitere wichtige Themen (z.B. Gesundheit)

Diese Ordnung hat den Vorteil, dass sie ganz ohne die Kenntnis von Items (→ Glossar) der ICF genutzt werden kann. Die genannten fünf Alltagsbereiche können von vielen Menschen verstanden und mit Inhalt gefüllt werden.

In dieser Teilkomponente wird speziell Ihr persönliches Erleben erfragt!

Haben Sie in einem Alltagsbereich Wünsche oder Teilhabeziele formuliert, sollte sich hier auch eine Beeinträchtigung der Teilhabe finden.

In welchen Alltagsbereichen ist Ihre Teilhabe unbeeinträchtigt (gelingend)? In welchen ist sie beeinträchtigt?
- Gelingende Teilhabe: ...
- Beeinträchtigte Teilhabe: ...

Sollte es um eine Beantragung von Leistungen gehen, ist der mögliche Leistungsträger immer auch daran interessiert, in welchen Bereichen Ihre Teilhabe beeinträchtigt ist. Nur dann oder wenn die Teilhabe bedroht ist, können Leistungen bewilligt werden.

Wichtig ist zudem unter welchen Umständen die Teilhabe möglich oder beeinträchtigt ist. Damit werden wir uns weiter unten bei den Umweltfaktoren (→ Kap. 14.6) beschäftigen.

> Erleben Sie Ihre Teilhabe in allen Bereichen als nicht beeinträchtigt, sind aus Sicht der Funktionsfähigkeit keine weiteren, über den aktuellen Stand hinausgehenden Leistungen notwendig. Es besteht bereits eine vollständig unbeeinträchtigte Teilhabe. Dies ist nicht damit gleichzusetzen, dass es keinen Leistungsbedarf gibt. Leistungen, Assistenz, Hilfsmittel oder Maßnahmen eines Nachteilsausgleichs können auch notwendig sein, um einen Zustand zu erhalten. Einen Anspruch auf Leistungen wird auch durch eine Verhinderung oder Verlangsamung der Verschlechterung der Teilhabe gerechtfertigt.

!

Gelingende Teilhabe:
Beeinträchtigte Teilhabe:

Abbildung 14-2: Gelingende und beeinträchtigte Teilhabe (Arbeitsblatt auch zum Download in der Medienbibliothek).

14.3 Meine Aktivitäten

Welche meiner Handlungsmöglichkeiten sind beeinträchtigt?
Aktivitäten stellen alle Handlungen und die Durchführung von Aufgaben eines Menschen dar. **„Der Mensch als handelndes Subjekt"** war der kurze Merksatz im Basiswissen (→ Kap. 4.1). Die WHO ermöglicht, dass die Aktivität für jedes Item mit einem „d" erfasst und beschrieben werden kann. Das ist im Alltag oft nicht durchzuführen. Es gibt auf der einen Seite sehr viele Items mit einem „d". Auf der anderen Seite sind Menschen, die eine Leistung beantragen nicht zwangsläufig geübt im Umgang mit den Items der ICF.

Sobald man eine Vorstellung davon hat, um was es sich bei einer Aktivität handelt, kann man jedoch die eigenen Aktivitäten und deren Beeinträchtigung in Worte, Bilder oder Texte fassen.

Beispiele für Aktivitäten sind „Lebensmittel einkaufen", „eine Arbeit erledigen", „sich waschen" und „einen Gegenstand anheben". Diese Aktivitäten können beobachtet werden. Es gibt auch Aktivitäten, die von außen nicht zu beobachten sind. „Denken", „Rechnen", „Entscheidungen treffen" und „Religion und Spiritualität leben" stellen solche Aktivitäten dar. Bei all diesen Beispielen wird der Mensch als handelnde Person deutlich.

Auch bei den Aktivitäten fordert die WHO in den ethischen Leitlinien, dass der Mensch, dessen Funktionsfähigkeit beschrieben wird, zu allen Punkten Stellung nehmen können muss (→ Kap. 7.3 und Kap. 7.6). Gegebenenfalls wird er unterstützt von einer Person seines Vertrauens. Kommt es in der Einschätzung zu unterschiedlichen Bewertungen, sollte dies in der Bedarfsermittlung vermerkt werden. Man unterscheidet in diesem Fall zwischen der subjektiven („Blick von innen" durch den Menschen selbst) und der objektiven („Blick von außen" durch eine Fachkraft) Einschätzung. **Beide Sichtweisen sind wichtig,** wenn es sich dabei um eine relevante Aktivität handelt!

Sie können Ihre Aktivitäten und die Beeinträchtigung Ihrer Aktivitäten (Abbildung 14-3) frei von einer Ordnung in Ihren Worten aufschreiben.
Alternativ können Sie die neun Lebensbereiche der ICF durchgehen. Dies sind die neun Kapitel der Aktivitäten. Sie sind im BTHG aufgeführt (→ Kap. 8.5) und müssen bei einer Bedarfsermittlung immer berücksichtigt werden.

Klassifikation
Die neun Lebensbereiche (→ Glossar) lauten:
„d1" „Lernen und Wissensanwendung"
„d2" „allgemeine Aufgaben und Anforderungen"
„d3" „Kommunikation"
„d4" „Mobilität"
„d5" „Selbstversorgung"
„d6" „häusliches Leben"

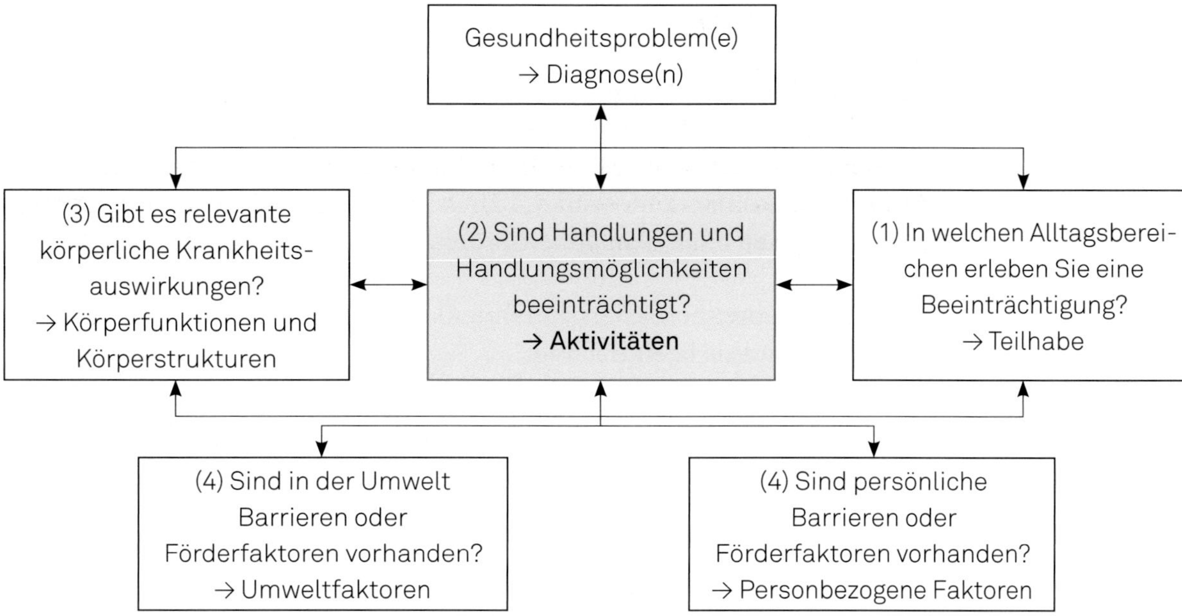

Aktivitäten ohne Beeinträchtigung:

Beeinträchtigte Aktivitäten:

Abbildung 14-3: Beeinträchtigung meiner Aktivitäten. Welche Wünsche und Ziele habe ich für meine Aktivitäten? (Arbeitsblatt auch zum Download in der Mediathek).

„d7" „interpersonelle Interaktionen und Beziehungen"
„d8" „bedeutende Lebensbereiche"
„d9" „Gemeinschafts-, soziales und staatsbürgerliches Leben"

In dieser Teilkomponente wird die Abweichung von der erwarteten Aktivität eines Menschen ohne Gesundheitsproblem erfasst!

In welchen Lebensbereichen sind Ihre Aktivitäten unbeeinträchtigt?
In welchen sind sie beeinträchtigt?

Sollte es um eine Beantragung von Leistungen gehen, ist der mögliche Leistungsträger immer auch daran interessiert, in welchen Bereichen Ihre Aktivitäten beeinträchtigt sind. Die beeinträchtigten Aktivitäten sollten mit Ihrer Teilhabe und Ihren Wünschen und Zielen in einem Zusammenhang stehen.

Wichtig ist darüber hinaus, unter welchen Umständen die Aktivitäten möglich oder beeinträchtigt sind. Damit werden wir uns weiter unten bei den Umweltfaktoren (→ Kap. 14.6) beschäftigen.

Erleben Sie Ihre Aktivitäten in allen Bereichen als nicht beeinträchtigt, sind aus Sicht der Funktionsfähigkeit keine weiteren, über den aktuellen Stand hinausgehende Leistungen notwendig.

!

Dies ist nicht damit gleichzusetzen, dass es keinen Leistungsbedarf gibt. Auch Erhaltungsziele können Leistungen, Assistenz, Hilfsmittel oder Maßnahmen eines Nachteilsausgleichs notwendig machen. Darüber hinaus rechtfertigen auch eine Verhinderung und Verlangsamung einer Verschlechterung der Aktivitäten Leistungen.

14.4 Meine Körperfunktionen

Wie wirkt sich mein Gesundheitsproblem auf die Körperfunktionen aus? Bei den Körperfunktionen sind viele Symptome von Krankheiten abgebildet. Der Leitsatz lautet: **der Mensch als biologisches Wesen** (→ Kap. 4.2). Hier werden Körperfunktionen aufgeführt, die durch ein Gesundheitsproblem verändert sind.

Beispiele sind „motorische Funktionen", „Spastik", „Funktionen des Denkens", „Funktionen des Schlafes" und „Selbstwahrnehmung". Auch „Schmerz" und „Qualität des Sehvermögens" gehören zu den Körperfunktionen.

Wer's genau wissen will

Wollen Sie auf Ihre Kompetenzen und weiteren physischen und psychischen Faktoren hinweisen, sind diese Aspekte bei den personbezogenen Faktoren (→ Kap. 14.7) besser verortet. Man kann jedoch auch dokumentieren, dass eine Körperfunktion ohne Schädigung oder Beeinträchtigung ist. Dafür hat die WHO das Beurteilungsmerkmal „0" vorgesehen (→ Kap. 3.5).

In dieser Teilkomponente wird die Abweichung von der erwarteten Körperfunktion eines Menschen ohne Gesundheitsproblem erfasst!

Sie können die Körperfunktionen (Abbildung 14-4) frei aufschreiben. Eine Orientierung an den acht Kapiteln der Klassifikation kann helfen, keinen relevanten Bereich zu übersehen.

Klassifikation

Die acht Kapitel der Körperfunktionen in der Klassifikation

„b1" „mentale Funktionen"

„b2" „Sinnesfunktionen und Schmerz"

„b3" „Stimm- und Sprechfunktionen"

„b4" „Funktionen des kardiovaskulären, hämatologischen, Immun- und Atmungssystems"

„b5" „Funktionen des Verdauungs-, des Stoffwechsel- und des endokrinen Systems"

„b6" „Funktionen des Urogenital- und reproduktiven Systems"

„b7" „neuromuskuloskeletale und bewegungsbezogene Funktionen"

„b8" „Funktionen der Haut und der Hautanhangsgebilde"

Welche Körperfunktionen sind bei Ihnen beeinträchtigt oder geschädigt? Gibt es Körperfunktionen, auf deren gute Funktion Sie gesondert hinweisen wollen?

!

Geschädigte Körperfunktionen können mit Beeinträchtigungen Ihrer Aktivitäten und Teilhabe in Zusammenhang stehen. Dieser Zusammenhang wird wichtig, wenn es sich um für Sie relevante Aspekte Ihrer Funktionsfähigkeit und Behinderung (→ Kap. 14.8) handelt!

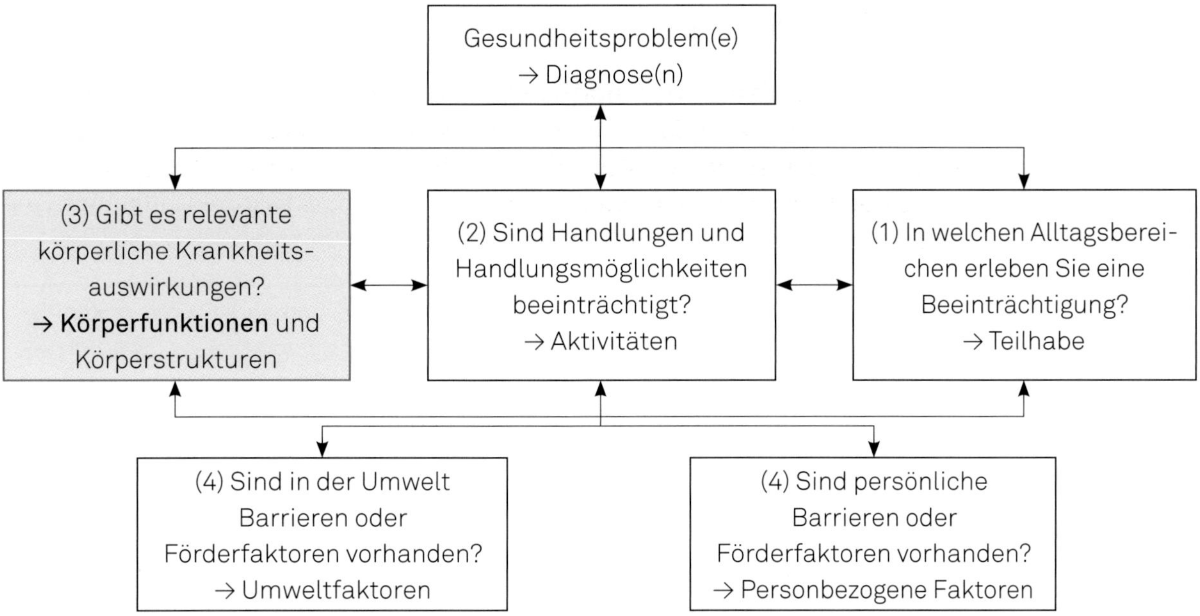

Relevante Körperfunktionen ohne Schädigung oder Beeinträchtigung:

Beeinträchtigte oder geschädigte Körperfunktionen:

Abbildung 14-4: Beeinträchtigung oder Schädigung meiner Körperfunktionen. (Arbeitsblatt auch als Download in der Mediathek).

14.5 Meine Körperstrukturen

Wie wirkt sich mein Gesundheitsproblem auf die Körperstrukturen aus? Bei den Körperstrukturen sind alle anatomischen Teile des Menschen abgebildet. Der Leitsatz lautet (wie bei den Körperfunktionen): **der Mensch als biologisches Wesen** (→ Kap. 4.2). Hier werden Körperstrukturen aufgeführt, die durch ein Gesundheitsproblem verändert sind.

> **Beispiele** sind „Struktur des Innenohrs", „Zähne", „Stimmbänder" und „Atemmuskulatur". Auch „Leber" und „Gelenke der Beckenregion" gehören zu den Körperstrukturen.

Wer's genau wissen will

An dieser Stelle kann auf physische Faktoren bei den personbezogenen Faktoren (→ Kap. 14.7) hingewiesen werden. Ist bei Ihnen ein körperliches Merkmal ein relevanter Förderfaktor, wird es dort eingeordnet. Man kann jedoch auch dokumentieren, wenn eine Körperstruktur ohne Schädigung oder Beeinträchtigung ist. Dann kann das Beurteilungsmerkmal „0" zugeordnet werden (→ Kap. 3.5).

In dieser Teilkomponente wird die Abweichung von der erwarteten Körperstruktur eines Menschen ohne Gesundheitsproblem erfasst!

Sie können die Körperstrukturen (Abbildung 14-5) frei aufschreiben. Eine Orientierung an den acht Kapiteln der Klassifikation kann helfen, keinen relevanten Bereich zu übersehen.

Klassifikation

Die acht Kapitel der Körperstrukturen in der Klassifikation
„s1" „Strukturen des Nervensystems"
„s2" „das Auge, das Ohr und mit diesen in Zusammenhang stehende Strukturen"
„s3" „Strukturen, die an der Stimme und dem Sprechen beteiligt sind"
„s4" „Strukturen des kardiovaskulären, des Immun- und des Atmungssystems"
„s5" „mit dem Verdauungs-, Stoffwechsel und endokrinen System in Zusammenhang stehende Strukturen"
„s6" „mit dem Urogenital- und dem Reproduktionssystem in Zusammenhang stehende Strukturen"
„s7" „mit der Bewegung in Zusammenhang stehende Strukturen"
„s8" „Strukturen der Haut und Hautanhangsgebilde"

Welchen Körperstrukturen sind bei Ihnen geschädigt?
Gibt es Körperstrukturen, auf die Sie gesondert hinweisen wollen?

!

> Geschädigte Körperstrukturen können mit Beeinträchtigungen Ihrer Aktivitäten und Teilhabe im Zusammenhang stehen. Dieser Zusammenhang wird wichtig, wenn es sich um für Sie relevante Aspekte Ihrer Funktionsfähigkeit und Behinderung handelt (→ Kap. 14.8)!

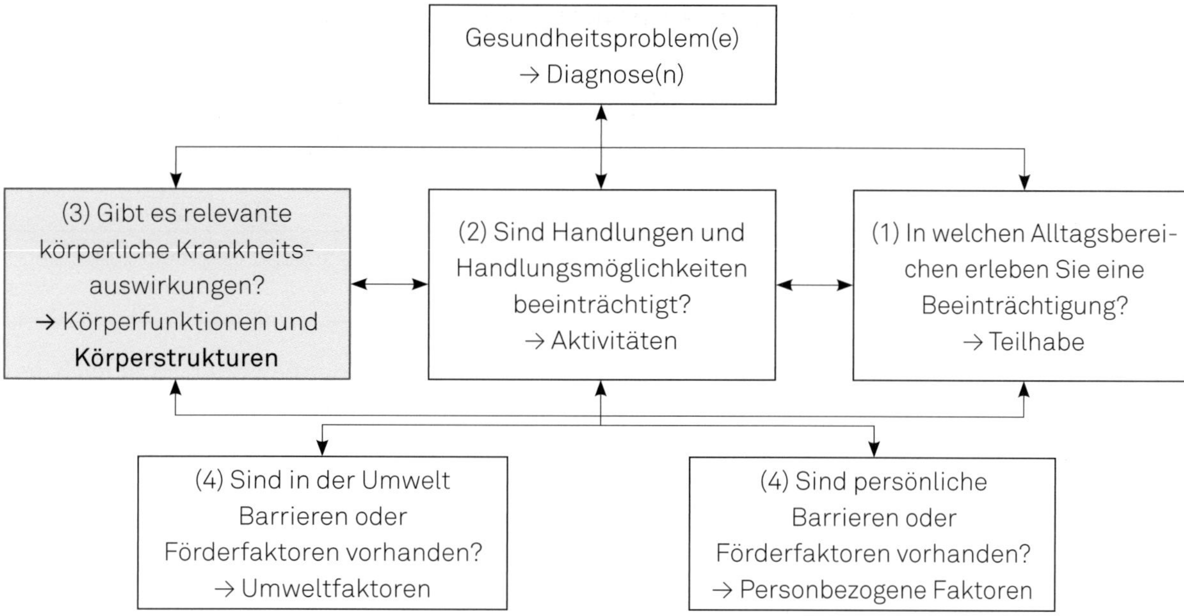

Relevante Körperstrukturen ohne Schädigung oder Beeinträchtigung:
Geschädigte Körperstrukturen:

Abbildung 14-5: Beeinträchtigung oder Schädigung meiner Körperstrukturen. (Arbeitsblatt auch als Download in der Mediathek).

14.6 Meine Umweltfaktoren

Welche Umweltfaktoren sind Förderfaktor oder Barriere?
Umweltfaktoren stellen die Umgebung eines Menschen dar (→ Kap. 4.3). Sie sind wichtig, wenn sie einen Einfluss auf die Funktionsfähigkeit eines Menschen haben.

> **Beispiele** sind „Freunde", „technische Hilfsmittel", „bauliche Gegebenheiten" und „gesetzliche Regelungen".

Werden Umweltfaktoren einer Person beurteilt oder bewertet, so ist nach den ethischen Leitlinien der WHO ihr dies mitzuteilen (→ Kap. 7.6). Sie soll dazu Stellung beziehen können. Kommt es dabei zu abweichenden Sichtweisen, können beide Sichtweisen dokumentiert werden. Dies ist vor allem dann sehr wichtig, wenn es sich dabei um einen für die Funktionsfähigkeit des Menschen relevanten Umweltfaktor handelt.

> **!** In dieser Komponente können die Ressourcen aus der Umwelt dokumentiert werden. Sie werden in der ICF als „Förderfaktoren" bezeichnet.

In dieser Komponente wird der Einfluss eines Umweltfaktors auf Aktivitäten und Teilhabe oder einen Alltagsbereich oder eine bestimmte Fragestellung bezogen beurteilt. Wenn es möglich ist, machen Sie diesen Zusammenhang deutlich! Es ist möglich, dass ein Umweltfaktor für einen Lebensbereich ein Förderfaktor ist, für einen anderen Lebensbereich eine Barriere. Dies sollte dann auch so aufgeschrieben werden.

Sie können die Umweltfaktoren (Abbildung 14-6) frei aufschreiben. Die fünf Kapitel der Klassifikation können helfen, nichts Relevantes zu übersehen.

> **Klassifikation**
> Die fünf Kapitel zu den Umweltfaktoren in der Klassifikation
> „e1" „Produkte und Technologien"
> „e2" „Natürliche und vom Menschen veränderte Umwelt"
> „e3" „Unterstützung und Beziehungen"
> „e4" „Einstellungen"
> „e5" „Dienste, Systeme und Handlungsgrundsätze"

Welche Umweltfaktoren sind bei Ihnen Förderfaktoren?
Gibt es Umweltfaktoren, die sich als Barriere auswirken?

> **!** Umweltfaktoren können einen großen Einfluss auf die Funktionsfähigkeit eines Menschen mit einem Gesundheitsproblem haben. Die Betrachtung der Funktionsfähigkeit eines Menschen ohne Berücksichtigung der individuellen Förderfaktoren und Barrieren ist sinnfrei. Oft gibt es bei den Umweltfaktoren Ansatzpunkte für eine mögliche Intervention. Die relevanten Umweltfaktoren sollten benannt sein.

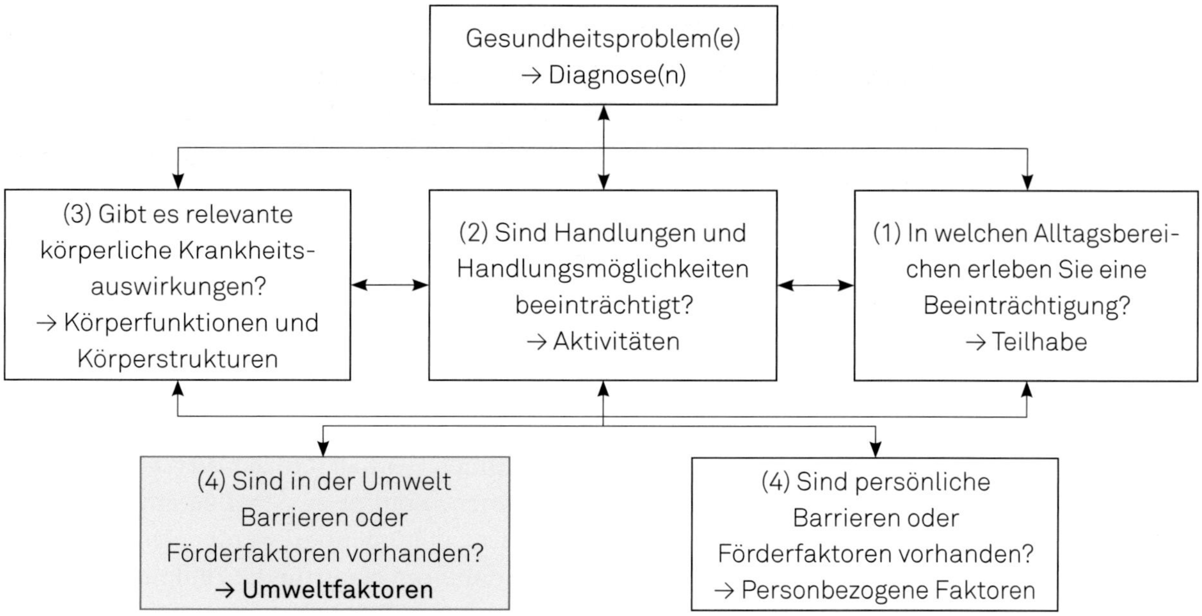

Meine relevanten Umweltfaktoren als Förderfaktoren:

Meine relevanten Umweltfaktoren als Barrieren:

Abbildung 14-6: Relevante Umweltfaktoren. Welche Faktoren sind Förderfaktoren und welche wirken als Barrieren? (Arbeitsblatt auch als Download in der Mediathek).

14.7 Meine personbezogenen Faktoren

Welche personbezogenen Faktoren sind Förderfaktor oder Barriere? Personbezogene Faktoren sind Eigenschaften eines Menschen. Dabei ist diese Eigenschaften unabhängig vom Gesundheitsproblem gemeint (→ Kap. 4.4). Veränderungen durch das Gesundheitsproblem werden bei den Körperfunktionen und Körperstrukturen eingeordnet.

> Beispiele für personbezogene Faktoren sind „Alter", „Geschlecht", „Einstellungen" und „Gewohnheiten". Auch „Kompetenzen" und „Talente" werden hier aufgeführt.

Werden personbezogene Faktoren eines Menschen beurteilt oder bewertet, so ist ihm dies nach den ethischen Leitlinien (→ Kap. 7.6) der WHO mitzuteilen. Er soll dazu Stellung beziehen können. Kommt es dabei zu abweichenden Sichtweisen, können beide Sichtweisen dokumentiert werden. Dies ist vor allem dann sehr wichtig, wenn es sich dabei um einen für die Funktionsfähigkeit des Menschen relevanten personbezogenen Faktor handelt.

In dieser Komponente wird der Einfluss eines personbezogenen Faktors auf Aktivitäten und Teilhabe oder einen Alltagsbereich oder eine bestimmte Fragestellung bezogen beurteilt. Wenn es möglich ist, machen Sie diesen Zusammenhang deutlich! Es ist möglich, dass ein personbezogener Faktor für einen Lebensbereich einen Förderfaktor darstellt, für einen anderen Lebensbereich eine Barriere. Dies sollte dann auch so aufgeschrieben werden.

Sie können die personbezogenen Faktoren (Abbildung 14-7) frei aufschreiben. Die fünf Kapitel der Klassifikation können helfen, nichts Relevantes zu übersehen.

> **Klassifikation**
> Die fünf Kapitel zu den personbezogenen Faktoren in der Klassifikation
> „i1" „allgemeine Merkmale einer Person"
> „i2" „physische Faktoren"
> „i3" „mentale Faktoren"
> „i4" „Einstellungen, Handlungskompetenz und Gewohnheiten"
> „i5" „Lebenslage"

Welche personbezogenen Faktoren sind bei Ihnen Förderfaktoren? Gibt es personbezogene Faktoren, die sich als Barriere auswirken?

> **!** Personbezogene Faktoren können einen großen Einfluss auf die Funktionsfähigkeit eines Menschen mit einem Gesundheitsproblem haben. Die Betrachtung der Funktionsfähigkeit eines Menschen ist ohne Berücksichtigung der ja immer individuellen personenbezogenen Förderfaktoren und Barrieren sehr reduziert. Oft ergeben sich diesbezüglich Ansatzpunkte oder wichtige Aspekte für eine mögliche Intervention. Die relevanten personbezogenen Faktoren sollten benannt sein.

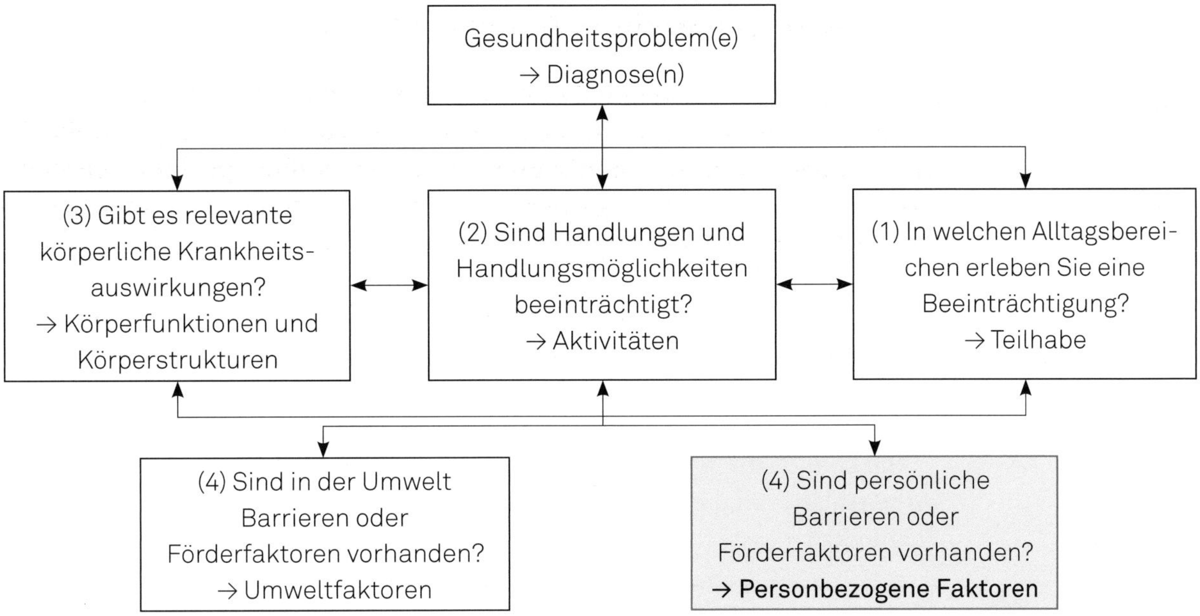

Meine relevanten personbezogenen Faktoren als Förderfaktoren:

Meine relevanten personbezogenen Faktoren als Barrieren:

Abbildung 14-7: Relevante personbezogene Faktoren. Welche Faktoren sind Förderfaktoren und welche wirken als Barrieren? (Arbeitsblatt auch als Download in der Mediathek).

14.8 Hypothesen zur Funktionsfähigkeit

Ausgangspunkt für die Erstellung einer Hypothese zur Funktionsfähigkeit (Abbildung 14-8 und Abbildung 14-9) sind Ihre bereits formulierten und aufgeschriebenen Wünsche und Teilhabeziele (→ Kap. 14.1). Beginnen Sie mit einem der Alltagsbereiche. Sobald Sie einen Alltagsbereich abgeschlossen haben, können Sie den nächsten Alltagsbereich in der gleichen Abfolge bearbeiten.

Die Betrachtung richtet sich nach Ihrer aktuellen Situation und Funktionsfähigkeit. Dies bedeutet insbesondere, dass bei dieser Hypothese Ihre relevanten und aktuellen Umweltfaktoren und personbezogenen Faktoren zu berücksichtigen sind!

Sie können die in diesem Buch eingefügten Arbeitsblätter nutzen. Weitere Arbeitsblätter sind im Downloadbereich frei verfügbar (→ Anhang und Downloadlink).

Schreiben Sie als **Schritt 1** den Alltagsbereich in das Feld des Arbeitsblattes (Abbildung 14-8):

(1) Welcher Alltagsbereich (welches Teilhabefeld) steht im Mittelpunkt der Betrachtung?

Wenn Sie wollen, können Sie die dazugehörigen Ziele an dieser Stelle in Klammern anfügen.

Im **Schritt 2** werden nun die wichtigen Aktivitäten aufgeschrieben. Das können Sie in Ihren Worten oder unter Verwendung der Items, die mit „d" beginnen machen. Sie haben entsprechende Punkte bereits aufgeschrieben (Abbildung 14-3). Wählen Sie die wichtigen und relevanten Punkte für diesen Alltagsbereich aus.
An dieser Stelle sind oft Aktivitäten wichtig, die beeinträchtigt sind. Der Blick ist also an dieser Stelle noch nicht auf die Lösung einer „Problemstellung" gerichtet.

(2) Welche Aktivitäten sind hierfür im Wesentlichen verantwortlich?

Gehen Sie erst zum nächsten Schritt, wenn Sie die relevanten Punkte in das Arbeitsblatt/Abbildung 14-8 eingetragen haben.

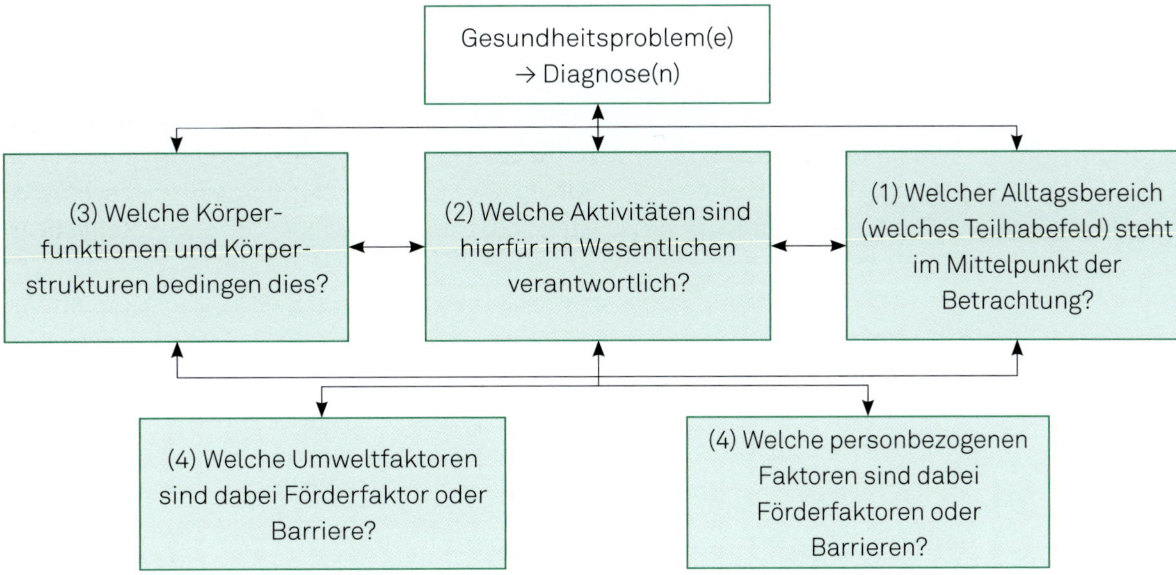

1. Welcher Alltagsbereich (welches Teilhabefeld) steht im Mittelpunkt?
2. Welche Aktivitäten sind hierfür im Wesentlichen verantwortlich?
3. Welche Körperfunktionen und Körperstrukturen bedingen dies?
4. Welche Umweltfaktoren sind dabei als Förderfaktoren oder Barriere?
4. Welche personbezogenen Faktoren sind dabei Förderfaktoren oder Barriere?

Abbildung 14-8: Übersicht zur Erstellung einer Hypothese für meine Funktionsfähigkeit in vier Schritten (Arbeitsblätter zu verschiedenen Alltagsbereichen wie Arbeit, Selbstversorgung/Wohnen, Teilhabe am sozialen Leben, Erholung/Freizeit auch als Download in der Mediathek).

Meine Hypothesen zur Funktionsfähigkeit

	Meine Hypothesen *(bitte selbst formulieren)*
Hypothese 1 (z. B. zu Selbstversorgung und Wohnen)	
Hypothese 2 (z. B. zu Arbeit)	
Hypothese 3 (z. B. zu soziales Leben)	
Hypothese 4 (z. B. zu Freizeit)	
Hypothese 5 (z. B. zu weiteren Themen, z. B. Gesundheit	

Abbildung 14-9: Meine Hypothesen zur Funktionsfähigkeit.

In **Schritt 3** fügen Sie die Punkte aus Körperfunktionen und Körperstrukturen ein, die für die Beeinträchtigung der Aktivitäten ursächlich sind oder sein können (Abbildung 14-4 u. 14-5). Die entsprechenden Punkte haben Sie bereits aufgeschrieben (→ Kap. 14.4 und Kap. 14.5). Wählen Sie aus den dort aufgeführten Punkten die relevanten aus!

(3) Welche Körperfunktionen und Körperstrukturen bedingen dies?

Sie können sich dazu jeweils auf eine Aktivität konzentrieren und die dazugehörenden Körperfunktionen und Körperstrukturen aufschreiben. Diese können Sie frei in Ihren Worten oder aus den Items, die mit „b“ und „s“ beginnen, einfügen.

Nun folgen im **Schritt 4** die relevanten Kontextfaktoren. Sie können mit den Umweltfaktoren (Abbildung 14-6) oder den personbezogenen Faktoren Abbildung 14-7 beginnen.
Bei den Kontextfaktoren (→ Kap. 14.6 und Kap. 14.7) ist der Bezug auf ein Konstrukt (→ Glossar) zu empfehlen. Sie erfassen also, ob ein Umweltfaktor oder ein personbezogener Faktor für den gerade betrachteten Alltagsbereich einen Förderfaktor oder eine Barriere darstellt.
Oft kommt es vor, dass ein und derselbe Kontextfaktor für einen Alltagsbereich einen Förderfaktor, für einen anderen Alltagsbereich eine Barriere darstellt!

(4) Welche Umweltfaktoren sind dabei Förderfaktor oder Barriere?

(4) Welche personbezogenen Faktoren sind dabei Förderfaktoren oder Barrieren?

Sollte ein Umweltfaktor weder eine Barriere, noch einen Förderfaktor darstellen, ist er für diesen Alltagsbereich nicht relevant! Dies gilt für die personbezogenen Faktoren in gleicher Weise.

In den Feldern (2), (3) und (4) sollten zusammen am besten nicht mehr als fünf bis zehn Punkte stehen. Dies dient der Übersicht und der Kommunikation mit den anderen beteiligten Personen. Sind bei Ihnen in der Summe nicht mehr als fünf bis zehn Punkte eingetragen, können Sie den nächsten Schritt überspringen.

Haben Sie mehr als zehn Punkte in den Feldern (2), (3) und (4) stehen, empfehlen sich folgende Möglichkeiten:

- Können einzelne Punkte zusammengefasst werden? Sie dürfen prinzipiell Überpunkte, Punkte und Unterpunkte nutzen (Ebenen; → Kap. 3.3)
- Stellen Sie sich die Frage, ob alle Punkte eine besondere Relevanz für diesen Alltagsbereich haben.

Am besten beginnen Sie auch hier mit den Aktivitäten. Fragen Sie sich, welche der Aktivitäten am meisten von der Problemlage beschreibt. Ggf. welche ist die zweitwichtigste? Welche die drittwichtigste?

Wenn Sie die wichtigsten Aktivitäten gefunden haben, bearbeiten Sie die Felder (3) und (4) in entsprechender Weise. Gehen Sie dabei wieder von der beeinträchtigten Aktivität aus:

- Welche Körperfunktion oder Körperstruktur ist für diese beeinträchtigte Aktivität besonders wichtig?
- Welche Kontextfaktoren haben eine besondere Relevanz?

Beispiele für entsprechende Texte und Zusammenstellungen von relevanten Punkten zur Funtkionsfähigkeit sind bei den Praxisbeispielen (→ Kap. 15) aufgeführt. Sie können auch als Orientierung für das Vorgehen in Ihrer eigenen Analyse dienen.

Nun haben Sie die wichtigsten Punkte, die Ihre Beeinträchtigung der Funktionsfähigkeit beschreiben, herausgefunden. Diese Punkte können in Ihren eigenen Worten oder in Items der ICF formuliert sein. Oft ist es hilfreich, die Punkte zu einem kurzen Text zusammenzufassen. In diesem Text wird auf einen Alltagsbereich bezogen Ihre Lebenssituation erläutert, die eine Leistung auslösen soll.

Die Beeinträchtigung der Funktionsfähigkeit stellt, sobald auch die Teilhabe beeinträchtigt ist, die Grundlage für einen Leistunganspruch dar. Oft können sich durch eine strukturierte Analyse (weitere) Ansatzpunkte für eine Verbesserung Ihrer Teilhabe finden.

Nach einer bestimmten Zeit sollte überprüft werden, ob Sie Ihre Ziele erreichen konnten und ob sich Ihre Teilhabe verbessert hat. Ihre individuelle Funktionsfähigkeit stellt hierfür einen wichtigen Anhaltspunkt dar.

!

Diese Ausführungen gelten entsprechend auch für Erhaltungsziele oder die Verhinderung einer Verschlechterung.

Das eigene Verstehen der ICF, des bio-psycho-sozialen Modells und Ihrer Funktionsfähigkeit erleichtert eine Bedarfsermittlung auf Augenhöhe für alle Beteiligten.

15 Praxisbeispiele

15.1 Einführung

In zehn Praxisbeispielen betrachten wir im bps-Modell der ICF die Funktionsfähigkeit von Menschen. Zur Veranschaulichung sind neben der Funktionsfähigkeit der Personen einige Informationen zur Anamnese, die Wünsche und Teilhabeziele sowie mögliche Ansatzpunkte und Interventionen zur Erreichung der benannten Wünsche benannt.

Die Beispiele stellen eine bunte Vielfalt von Gesundheitsproblemen, Teilhabezielen und Alternsgruppen dar. Wir betrachten jeweils einen Alltagsbereich einer Person zu den aufgeführten Aspekten. Zehn Praxisbeispiele können nicht erschöpfend das ganze Spektrum von Folgen von Gesundheitsproblemen und Behinderung abbilden. Gleichwohl soll hier ein wesentliches Spektrum aufgeführt werden.

Eine besondere Perspektive ist in einigen der Beispiele vorhanden: Ist die Person noch im Kindesalter (oder im Beispiel eines Mannes mit Demenz auch in anderen Altersgruppen), nehmen auf die Teilhabeperspektive andere beteiligte Personen (Eltern, Geschwister, Partnerin) einen nicht unwesentlichen Einfluss.

In diesen Praxisbeispielen werden Personen mit nur einem Gesundheitsproblem vorgestellt. Dies soll der Übersichtlichkeit dienen. Das hier beschriebene Vorgehen ist selbstverständlich auch für Menschen mit mehreren Gesundheitsproblemen erprobt und anwendbar.

Bei Menschen, bei denen in mehr als einem Alltagsbereich Wünsche und Teilhabeziele vorliegen, kann das hier beschriebene Vorgehen, für jeden Alltagsbereich einzeln durchgeführt werden. Dies haben wir im Arbeitsbuch (→ Kap. 14) bereits beschrieben.

Den Aufbau haben wir in allen Praxisbeispielen gleich gestaltet:

Anamnese und Fokus

Zu Beginn der Praxisbeispiele führen wir eine typische Fragestellung zu diesem Gesundheitsproblem auf. Diese Fragestellung stellt den Fokus dar, mit dem wir uns beschäftigen. Es folgen kurz gehaltene Angaben zur Vorgeschichte (Anamnese).

Wunsch/Teilhabeziel

Die Wünsche der Person mit Gesundheitsproblem werden benannt. Sie sind die Grundlage für die Teilhabeziele und werden in den Praxisbeispielen den Alltagbereichen zugeordnet.

Funktionsfähigkeit (ICF) vor der Intervention

Wesentliche Punkte der Funktionsfähigkeit zum Zeitpunkt der Bedarfsermittlung werden aufgeführt. Zu diesem Zeitpunkt sind meist noch nicht die möglichen Interventionen bekannt. Sie sollen jedoch aus der Funktionsfähigkeit begründet abgeleitet werden. Die Arbeitsweise ist identisch mit dem Vorgehen im Arbeitsbuch:

- Schritt 1 = Beginn bei der Teilhabe (Alltagsbereich)
- Schritt 2 = Aktivität
- Schritt 3 = Körperfunktionen und Körperstrukturen
- Schritt 4 = Kontextfaktoren.

Die Schritte 1 bis 4 sind in Abbildung 15-1 durch die in Klammern gesetzten Ziffern bildlich dargestellt. Die Texte zur Funktionsfähigkeit stellen die Ausformulierung der Punkte dar, die im Schema der ICF eingetragen sind. Im Schema haben wir die entsprechenden Kapitel der ICF auf der ersten Ebene in Klammern aufgeführt. Auf die Nutzung der Ausprägungsgrade haben wir in den Praxisbeispielen verzichtet.

Korb der Möglichkeiten

Es gibt in der Regel eine große Vielzahl von Möglichkeiten, die Teilhabe eines Menschen seinen Wünschen näher zu bringen. Oft hilft es, zuerst die Möglichkeiten zu sammeln und nicht sofort zu bewerten. Das kann den Blick für die Vielzahl der Möglichkeiten erweitern. Wir nennen diesen ersten Abschnitt „Korb der Möglichkeiten“.

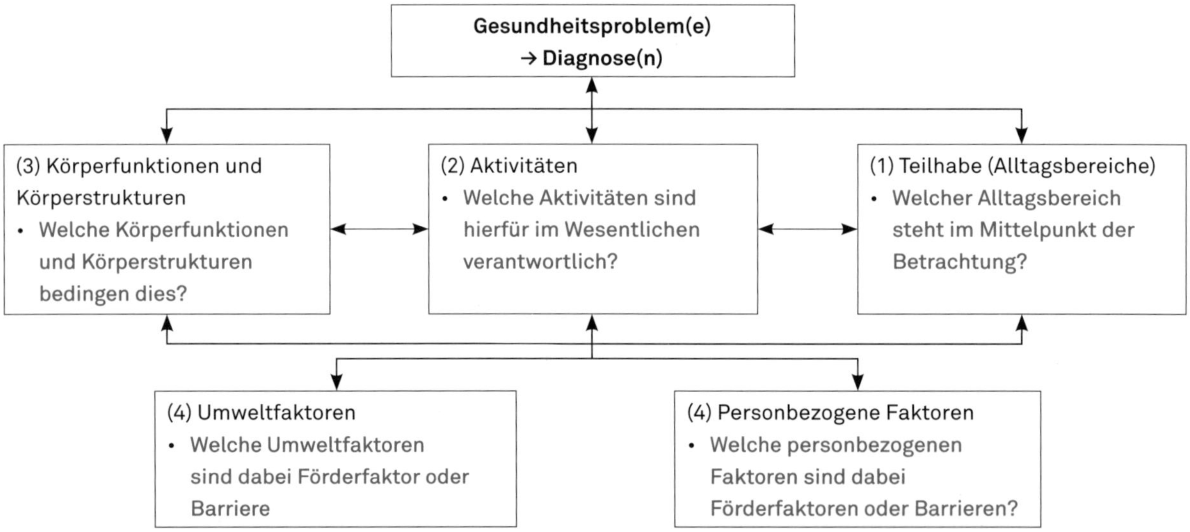

Abbildung 15-1: Schema: Funktionsfähigkeit vor der Intervention.

Gewählte und umgesetzte Maßnahmen

Aus den gesammelten Möglichkeiten werden dann Maßnahmen gewählt, die in der Folge umgesetzt werden sollen. Dabei ist das Wunsch- und Wahlrecht der Person mit Behinderung ein gewichtiges Argument. Im Prozess der Bedarfsermittlung werden die Möglichkeiten gemeinsam mit der Person und dem Bedarfsermittler besprochen. Es kann auch Maßnahmen im Korb der Möglichkeiten geben, die nicht oder nicht kurzfristig umsetzbar sind. Auch können andere Personen bei der Auswahl einen Einfluss nehmen. Dies wird in den Beispielen mit Kindern und dem Praxisbeispiel Mann mit Demenz (Kap. 15.3) deutlich.

Funktionsfähigkeit (ICF) nach der Intervention

Nach und unter der Intervention sollte sich die Funktionsfähigkeit verändert haben. Im bps-Modell gibt es dazu viele Ansatzpunkte. Viele Interventionen zielen auf Veränderungen von Umweltfaktoren ab. Jedoch sind Interventionen in allen Komponenten des bps-Modells möglich. Oft stehen dabei die Kontextfaktoren, manchmal auch die Körperfunktionen und Körperstrukturen für Ansätze im Mittelpunkt. Mittelbar werden dadurch die Aktivität und die Teilhabe verändert. Die Veränderungen machen wir im Text und auch im Schema (Abbildung 15-2) deutlich.

Zusammenfassung

Die wesentlichen Punkte der Veränderung werden abschließend zusammengefasst. Der Fokus und die Ebene der Intervention miteinander in Beziehung gebracht. An dieser Stelle erfolgt dies mit dem Bezug zur konkreten Person.

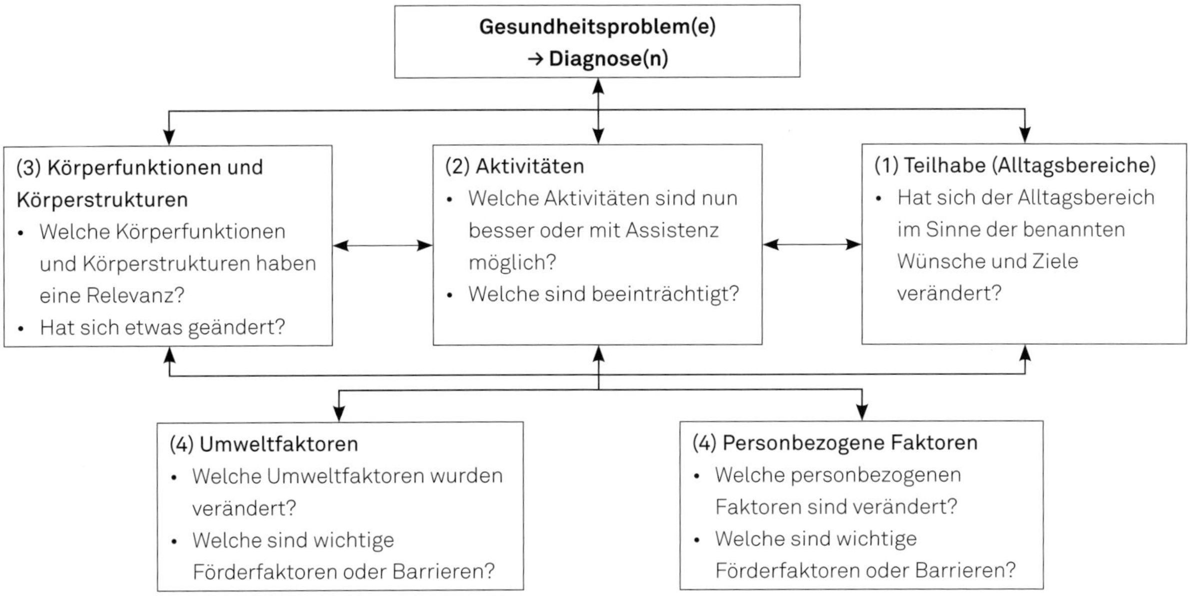

Abbildung 15-2: Schema: Funktionsfähigkeit nach der Intervention.

15.2 Epilepsie

Anamnese und Fokus

Epileptische Anfälle mit Bewusstseinsverlust und Sturz können Einschränkungen am Arbeitsplatz nach sich ziehen. Am Beispiel der Lageristin Frau L. wird erörtert, welche Auswirkungen die eingeschränkte Fahreignung auf den Arbeitsweg und auf die ausgeübte Tätigkeit hat. Seit 12 Monaten bestehen epileptische Anfälle. Die medikamentöse Therapie verminderte die Anfallshäufigkeit.

Wunsch/Teilhabeziel

Die Lageristin Frau L. (38) will ihre bestehende Tätigkeit weiter ausüben. Dazu muss sie den Arbeitsplatz erreichen können.

Funktionsfähigkeit (ICF) vor der Intervention

Frau L. muss trotz Medikation weiterhin mit epileptischen Anfällen rechnen. Bewusstseinsverlust und Stürze können vorkommen. Daher besteht keine Fahreignung „PKW“, die selbständige Fahrt zur Arbeit ist nicht mehr möglich. Das regelt die Fahrerlaubnisverordnung, um anfallsbedingte PKW-Unfälle zu vermeiden. Der Weg zur nächsten Bushaltestelle beträgt 5 km.

Laut Betriebsarzt besteht wegen der Anfallsbereitschaft keine Fahreignung für einen Stapler. Auch der Hallenkran darf von der Lageristin nicht mehr bedient werden. Das empfehlen die Berufsgenossenschaften.

Die Funktionsfähigkeit vor der Intervention im Beispiel Epilepsie siehe Abbildung 15-3.

Korb der Möglichkeiten

- Therapie optimieren (medikamentöse Einstellung/Epilepsie-Chirurgie prüfen)
- Hilfen zur Erreichung des Arbeitsplatzes (Kraftfahrzeughilfe-Verordnung)

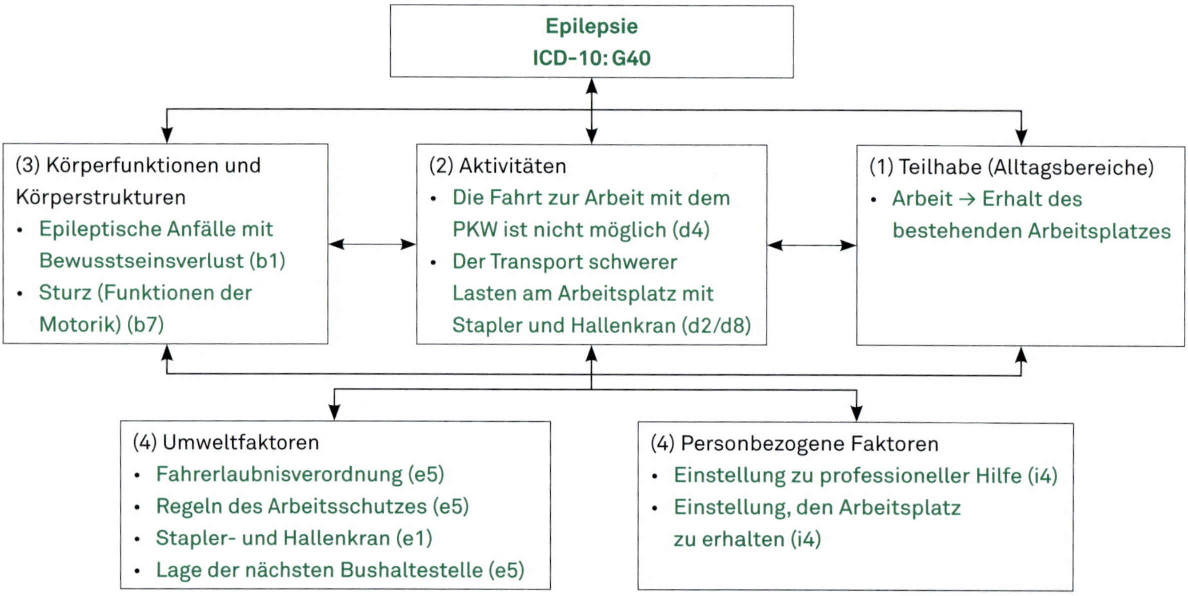

Abbildung 15-3: Funktionsfähigkeit vor der Intervention: Beispiel Epilepsie.

- Beantragung einer Schwerbehinderung (Versorgungsamt)
- Anschaffung eines elektrischen Hubwagens (Voraussetzung: Feststellung einer Schwerbehinderung)
- Umschulung (innerbetrieblich/Berufsförderungszentrum)
- Nahverkehrsverbindung neu schaffen (Verlegung der Haltestelle/Buslinie)
- Wohnort wechseln

Gewählte und umgesetzte Maßnahmen
- Hilfen zur Erreichung des Arbeitsplatzes (Kraftfahrzeughilfe-Verordnung)
- Beantragung einer Schwerbehinderung
- Anschaffung eines elektrischen Hubwagens mit Unterstützung des Inklusionsamtes (Schwerbehinderung als Fördervoraussetzung)

Funktionsfähigkeit (ICF) nach der Intervention
Frau L. kann mittels der Mobilitätshilfe (Taxikosten bis zur nächsten Bushaltestelle) ihren Arbeitsweg wieder aufnehmen. Die Anschaffung des elektrischen Hubwagens als Ersatz für den Gabelstapler ermöglicht es ihr, der Tätigkeit als Lageristin in wesentlichen Teilen nachzukommen. Lediglich den Hallenkran darf sie nicht bedienen.

Die Funktionsfähigkeit nach der Intervention im Beispiel Epilepsie siehe Abbildung 15-4.

Zusammenfassung
Die Teilhabehürden im Bereich Mobilität konnten nach vertiefter Fachberatung (Arbeitsmedizin, Rentenversicherung, Inklusionsamt) fast durchgängig beseitigt werden. Die klare Haltung von Frau L., den Arbeitsplatz unbedingt erhalten zu wollen, war hier sehr förderlich. Eine längere Dauer des Arbeitswegs und leichte Einschränkungen in der Tätigkeit als Lageristin bleiben bestehen.

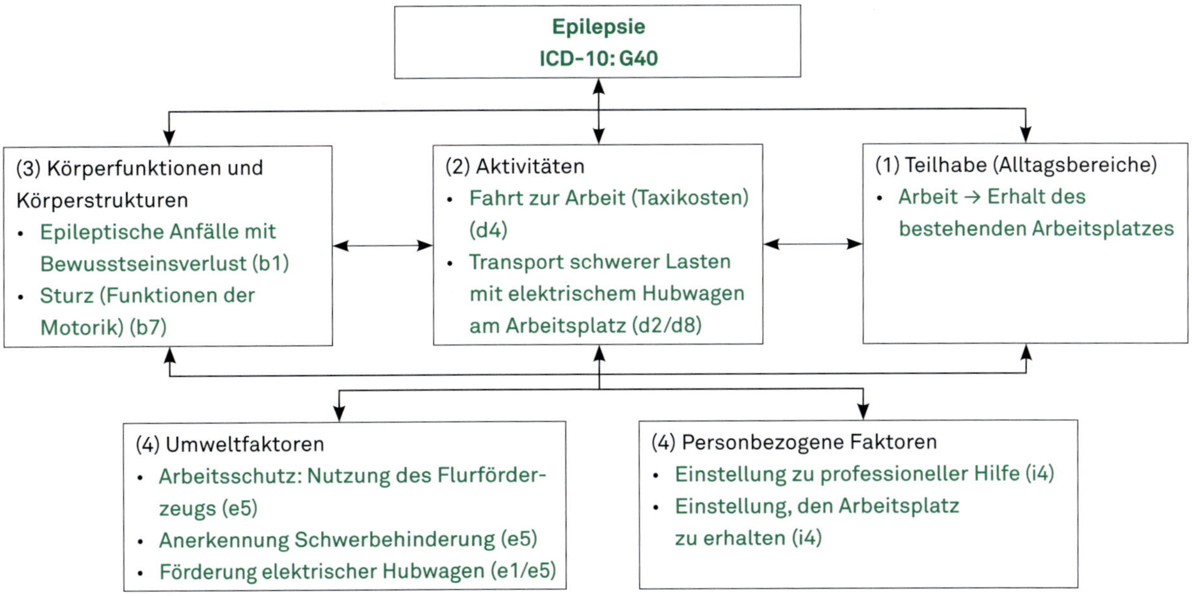

Abbildung 15-4: Funktionsfähigkeit nach der Intervention: Beispiel Epilepsie.

15.3 Demenz vom Alzheimer-Typ

Anamnese und Fokus

Demenzerkrankungen (ICD-10: F00/ G30) können das eigenständige Wohnen gefährden. Das Einkaufen, Kochen, Waschen und das Säubern der Wohnung kann Frau K. neben der Pflege und Begleitung ihres Mannes kaum mehr leisten. Herr K. ist an Demenz erkrankt. Seine Frau will ihn nicht mehr allein lassen. Am Beispiel wird aufgezeigt, welche Maßnahmen helfen können, die Überlastungssituation zu mildern.

Wunsch/Teilhabeziel

Herr K. (74) möchte gerne weiterhin in der vertrauten Wohnung mit seiner Frau leben.

Funktionsfähigkeit (ICF) vor der Intervention

Herr K. (74) benötigt wegen seiner kognitiven Einschränkungen und seiner Vergesslichkeit Unterstützung in lebenspraktischen und pflegerischen Bereichen. Eine Verschlechterung der gesundheitlichen Situation halten die Ärzte für wahrscheinlich.

Seine Ehefrau kommt kaum noch dazu, den normalen Alltag in der gemeinsamen Wohnung zu gestalten. Herr K. kann im Wohnalltag selbständig fast keine Aufgaben mehr übernehmen. Zudem reagiert er auf Unregelmäßigkeiten im gewohnten Tagesablauf mitunter aggressiv. Dies belastet Frau K., sie findet kaum Zeit zur eigenen Erholung. Ohne weitere Hilfe fühlt sie sich überfordert.

Die Funktionsfähigkeit vor der Intervention im Beispiel Demenz siehe Abbildung 15-5.

Korb der Möglichkeiten

- Fachstelle für pflegende Angehörige zur Beratung aufsuchen
- Pflegeversicherung: Pflegegrad feststellen/Entlastungsleistung beantragen (monatlich 125 €)
- Ambulante häusliche Pflegeleistungen organisieren
- Häusliche Unterstützungsleistungen organisieren für Einkauf, Säubern der Wohnung
- Ehrenamtliche Demenzhelferinnen organisieren
- Enge soziale Netzwerke stärker nutzen (Angehörige und Zugehörige)
- Besuch einer Tagesstätte für demenzerkrankte Menschen
- Essen auf Rädern bestellen
- Erfahrungsaustausch in einer Gruppe für pflegende Angehörige (Frau K.)
- Positive Einstellungen entwickeln, z. B. zur „Heimunterbringung“
- Für den pflegebedürftigen Ehemann einen Platz im Pflegeheim organisieren
- Gesetzliche Betreuung für den Ehemann zu organisieren
- Antrag auf Schwerbehinderung

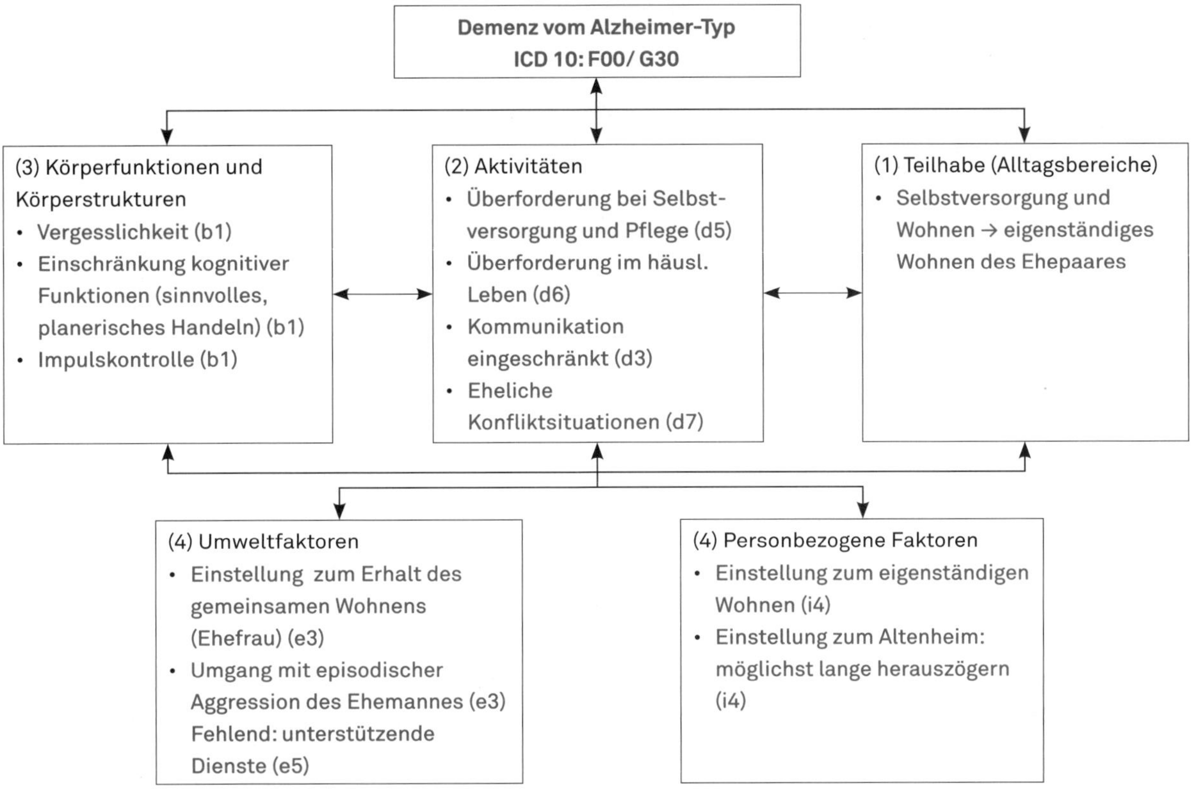

Abbildung 15-5: Funktionsfähigkeit vor der Intervention: Beispiel Demenz.

Gewählte und umgesetzte Maßnahmen

- Feststellung des Pflegegrades durch die Pflegeversicherung
- 3-mal wöchentlich ambulante häusliche Pflege durch einen regionalen Pflegedienst
- Das Ehepaar beantragte eine Entlastungsleistung bei der Pflegeversicherung (125 € monatlich)
- Eine Studierende erledigt einmal wöchentlich einen Großeinkauf für das Ehepaar (monatlicher Lohn: Unterstützungsleistung 125 €)
- 2-mal wöchentlich besucht der Ehemann eine Tagesstätte für demenzerkrankte Menschen
- Einmal monatlich besucht die Ehefrau zum Erfahrungsaustausch eine fachlich begleitete Gruppe für pflegende Angehörige

Funktionsfähigkeit (ICF) nach der Intervention

Das Ehepaar kann den häuslichen Alltag mit den organisierten Leistungen besser bewältigen. Die Ehefrau fühlt sich nun deutlich entlastet und traut sich die Unterstützung ihres Mannes wieder zu. Herr K. profitiert (nach einer kurzen Eingewöhnungszeit) von der Tagesstätte für demenzkranke Menschen, er reagiert auch zu Hause seltener aggressiv. Den Erfahrungsaustausch mit pflegenden Angehörigen will Frau K. nicht mehr missen. Dadurch erhalte sie praktische Tipps und könne ihre Sorgen teilen.

Die Funktionsfähigkeit nach der Intervention im Beispiel Demenz siehe Abbildung 15-6.

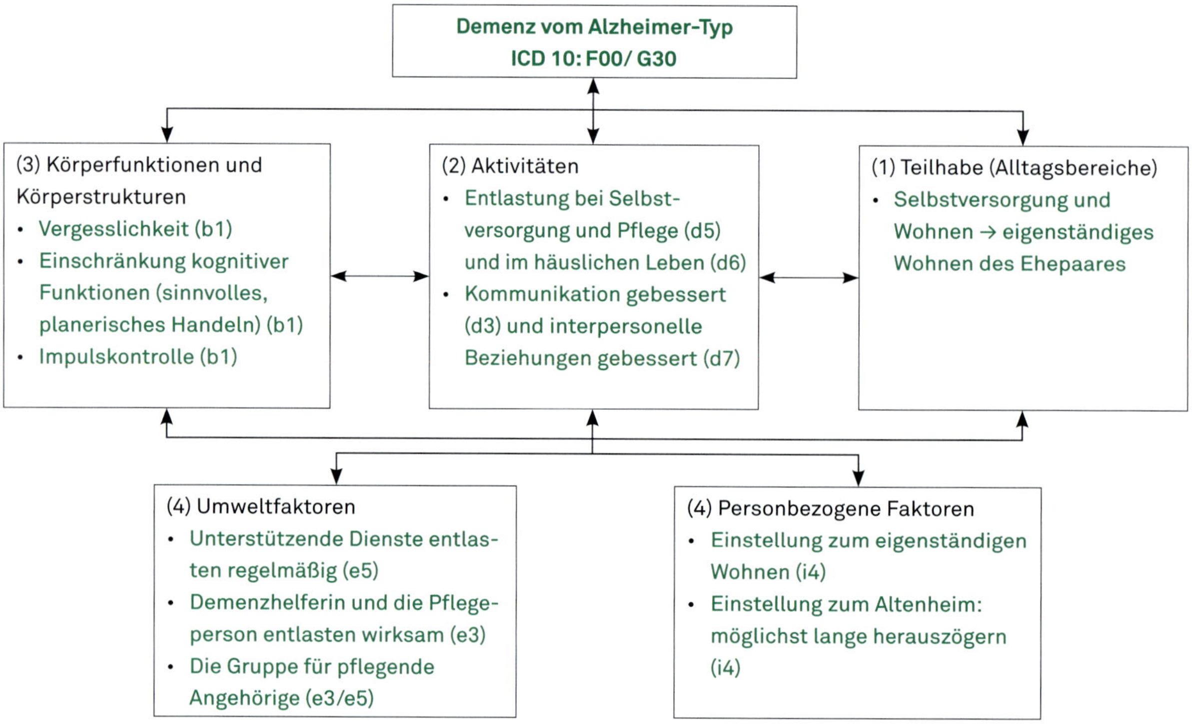

Abbildung 15-6: Funktionsfähigkeit nach der Intervention: Beispiel Demenz.

Zusammenfassung

Demenzerkrankungen führen häufig zur Überlastung der pflegenden Angehörigen. Das Beispiel des Ehepaares K. zeigt auf, dass die Nutzung der Unterstützersysteme und die persönlichen Einstellungen des Ehepaares hier zu tragfähigen Lösungen im Bereich Wohnen führt. Das gemeinsame Leben in der eigenen Wohnung ist weiterhin möglich.

15.4 Trisomie 21

Anamnese und Fokus

Eine Person mit Trisomie 21 (ICD-10: Q90) kann bei geringer Krankheitsausprägung ein weitgehend selbständiges Leben führen. Der 27-jährige Herr U. wohnt bei seinen Eltern. Seine Geschwister sind alle ausgezogen. Er möchte sein Leben selbst in die Hand nehmen.

Wunsch/Teilhabeziel

Herr U. (27) möchte aus dem Elternhaus ausziehen, um in einer eigenen Wohnung zu leben. Seine Eltern sollen ihm nur dann helfen, wenn er das will.

Funktionsfähigkeit (ICF) vor der Intervention

Bei Herrn U. bestehen durch die kognitiven Einschränkungen Beeinträchtigungen im lebenspraktischen Bereich: beim Einkaufen und Kochen, bei der Pflege der Wohnung und beim Umgang mit Geld ist er auf Unterstützung angewiesen.

Eingeschränkt möglich ist die Finanzierung des eigenständigen Wohnens (Miete/Lebensunterhalt). Die Suche der Wohnung, der Abschluss eines Mietvertrages und die Erstausstattung der Wohnung kann sich Herrn U. ohne Unterstützung kaum vorstellen. Er selbst kann die im Bereich der Selbstversorgung notwendige Unterstützung nicht organisieren.

Die Funktionsfähigkeit vor der Intervention im Beispiel Trisomie 21 siehe Abbildung 15-7.

Korb der Möglichkeiten

- Bestellung eines gesetzlichen Betreuers
- Zu Hause wohnen bleiben
- Wohnen in eigener Wohnung zur Miete
- Wohnen in einer betreuten Wohngemeinschaft oder einem Wohnheim

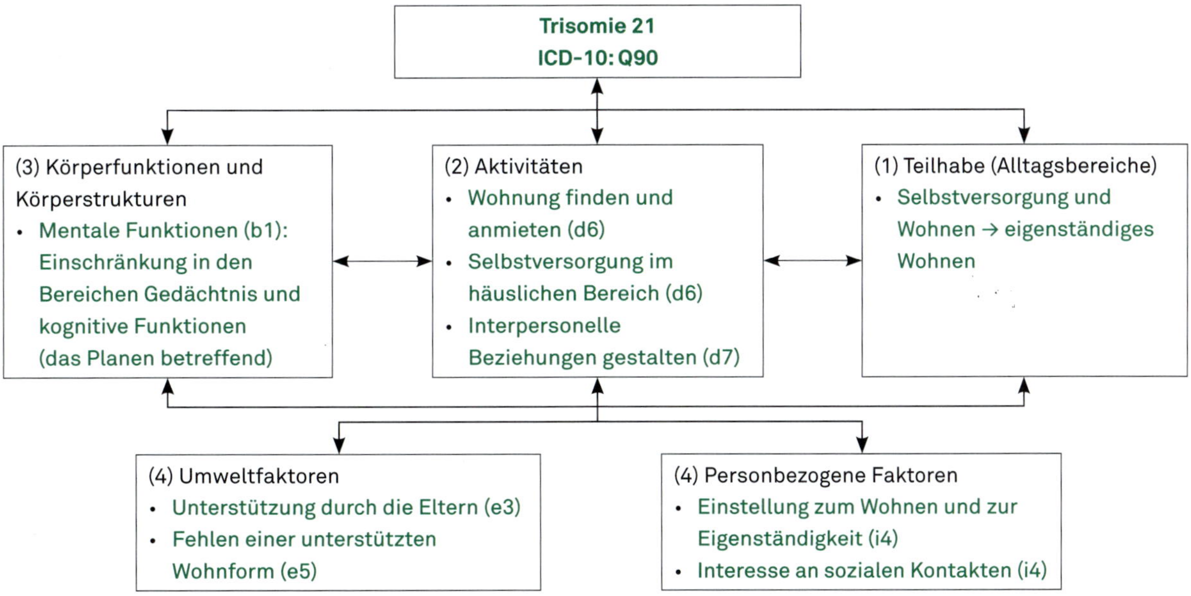

Abbildung 15-7: Funktionsfähigkeit vor der Intervention: Beispiel Trisomie 21.

- Wohnen in einem Wohnprojekt „Studierende unterstützen Menschen mit Behinderung“
- Bestellen eines ambulanten Betreuungsdienstes für lebenspraktische Aufgaben
- Nutzen sozialer Netzwerke: Angehörige und Zugehörige

Gewählte und umgesetzte Maßnahmen

- Bestellung eines gesetzlichen Betreuers
- Einzug in das Wohnprojekt „Studierende unterstützen Menschen mit Behinderung“
- Nutzen sozialer Netzwerke: Angehörige und Zugehörige

Funktionsfähigkeit (ICF) nach der Intervention

Herr U. entscheidet sich, im Wohnprojekt „Studierende unterstützen Menschen mit Behinderung“ zu leben. Die Studierenden unterstützen Herrn U. bei der Bewältigung des Wohnalltags (Einkaufen, Kochen, die Wohnung säubern). Der gesetzliche Betreuer erledigt alle formalen Angelegenheiten mit Herrn U.

Die Eltern und Freunde der Familie unterstützen Herrn U., wenn er dies wünscht.

Die Funktionsfähigkeit nach der Intervention im Beispiel Trisomie 21 siehe Abbildung 15-8.

Zusammenfassung

Menschen mit Trisomie 21 können mit entsprechender Unterstützung viele ihrer Teilhabeziele verwirklichen. Die enge Zusammenarbeit zwischen Herrn U., seinen Eltern, dem gesetzlichen Betreuer und den beteiligten Institutionen ermöglicht es Herrn U., sein Teilhabeziel „eigenständiges Wohnen“ frühzeitig zu erreichen.

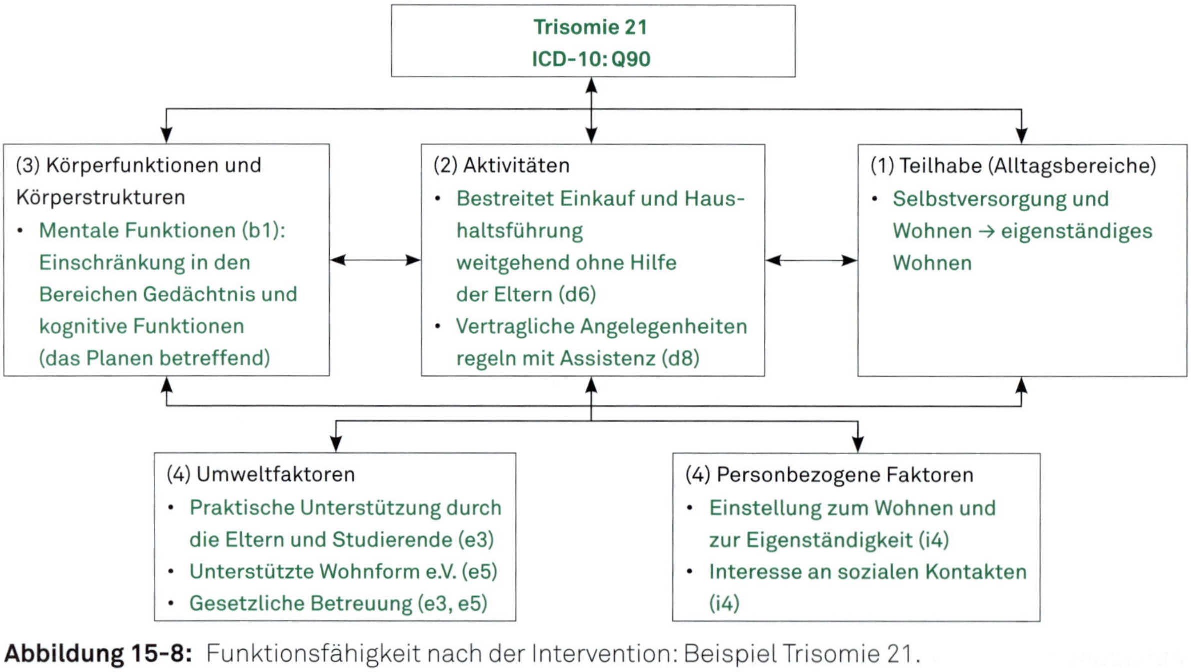

Abbildung 15-8: Funktionsfähigkeit nach der Intervention: Beispiel Trisomie 21.

15.5 Beidseitige Schwerhörigkeit

Anamnese und Fokus

Schwerhörigkeit (ICD 10: H90) kann sich auf den Grad der sozialen Einbindung auswirken. Die Kommunikation ist beeinträchtigt. Frau M. wird im Jugendalter nach einem Knalltrauma schwerhörig. In der Folge zieht sie sich sozial zurück, gibt die Mitgliedschaft in zwei Vereinen (Bogenschützenverein und Tanzclub) zurück. Sie hat außerhalb des Elternhauses kaum mehr Kontakte, auch nicht zu Gleichaltrigen.

Wunsch/Teilhabeziel

Frau M. wünscht sich eine Normalisierung der sozialen Teilhabe. Sie würde gerne wieder in einem Verein aktiv sein und mit Gleichaltrigen in Kontakt stehen.

Funktionsfähigkeit (ICF) vor der Intervention

Frau M. (19) erlebt ihre Kommunikation zu Nicht-Schwerhörigen „als schwierig". Sie wollte sich in den Vereinen nicht als Sonderling fühlen. Freundinnen und Freunde trifft sie kaum noch. Sie erlebt sich mit ihrer Hörstörung mehr und mehr als „Zumutung" für andere. Die Eltern beschreiben ihre Tochter als „oft traurig" und viel zu oft zu Hause.

Die Funktionsfähigkeit vor der Intervention im Beispiel beidseitige Schwerhörigkeit (siehe Abbildung 15-9).

Korb der Möglichkeiten

- Unterstützung durch eine Beratungsstelle für Hörgeschädigte
- Teilnahme am Gehörlosensport

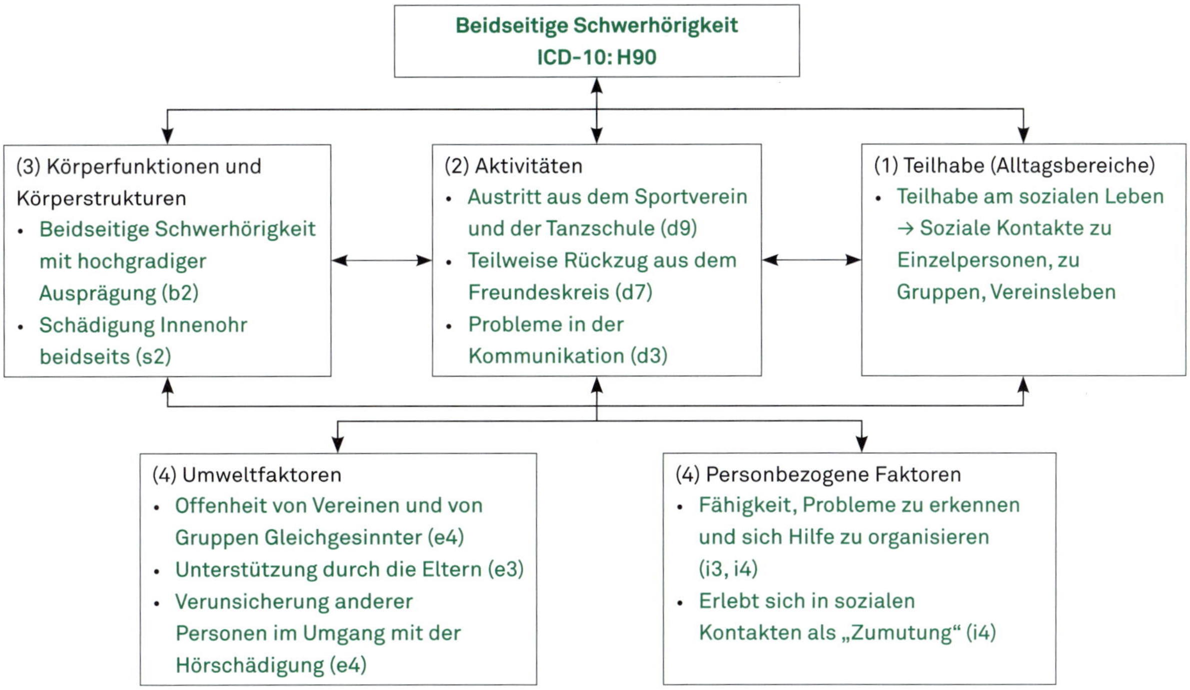

Abbildung 15-9: Funktionsfähigkeit vor der Intervention: Beispiel beidseitige Schwerhörigkeit.

- Wiederaufnahme im Bogenschützenverein
- Optimierung der technischen Hörhilfen
- Psychotherapie: Konfrontationstherapie und kognitive Verhaltenstherapie

Gewählte und umgesetzte Maßnahmen
- Psychotherapie: kognitive Verhaltenstherapie
- Teilnahme am Gehörlosensport
- Später: Wiedereintritt in Bogenschützenverein

Funktionsfähigkeit (ICF) nach der Intervention
Frau M. nutzt die Verhaltenstherapie. Sie reflektierte die Ursachen ihres sozialen Rückzugs und entwickelte Strategien, wie sie in sozialen Kontakten ihre negative Selbstwahrnehmung durchbrechen kann. Im Gehörlosensport wirkt sie begeistert mit.

Mit dem Grad ihrer Teilhabe ist Frau M. heute wieder sehr zufrieden. In absehbarer Zeit will sie wieder dem Bogenschützenverein beitreten.

Die Funktionsfähigkeit nach der Intervention im Beispiel beidseitige Schwerhörigkeit siehe Abbildung 15-10.

Zusammenfassung
Schwerhörigkeit wirkt sich auf die Kommunikation aus und damit vor allem auf die soziale Teilhabe. Frau M. reagiert heute nicht mehr mit sozialem Rückzug, sondern spricht kommunikative Störungen souverän an. Durch ihre Einstellungsänderung wächst auch ihre Selbstwirksamkeit. Das ist eine gute Voraussetzung für längerfristige soziale Einbindung nach ihren Wünschen.

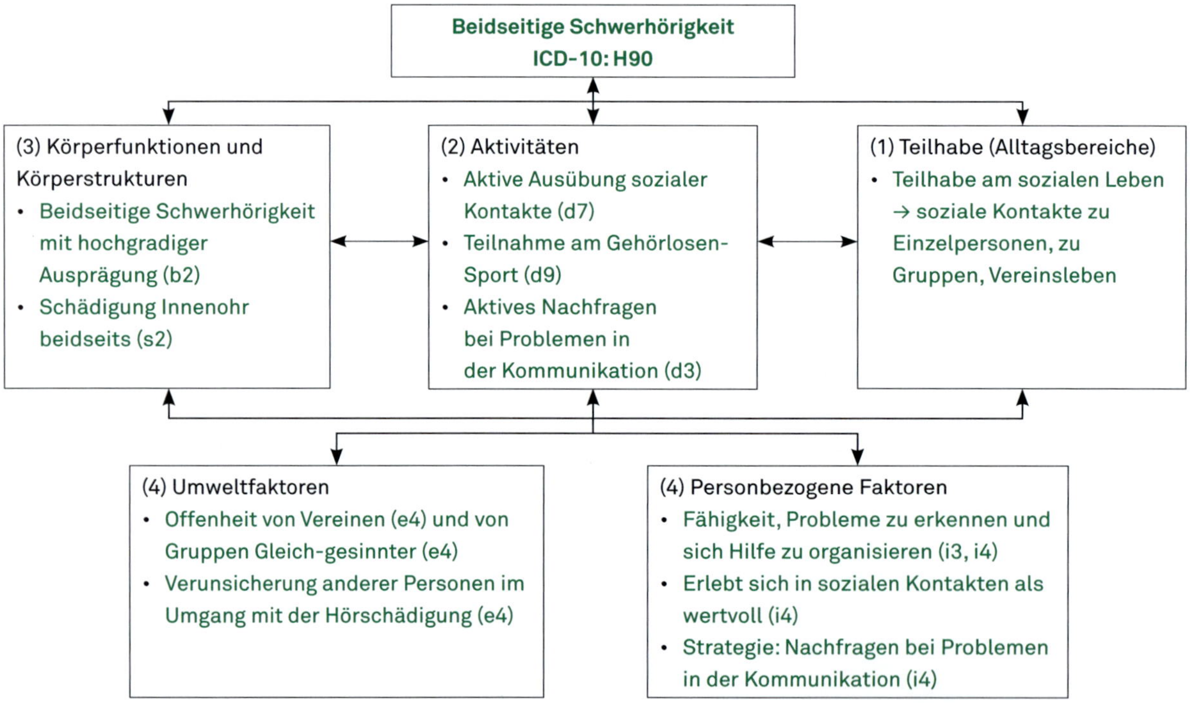

Abbildung 15-10: Funktionsfähigkeit nach der Intervention: Beispiel beidseitige Schwerhörigkeit.

15.6 Autismus-Spektrum-Störung

Anamnese und Fokus

Menschen mit Autismus (ICD 10: F84) benötigen oft stabile Umweltfaktoren. Die Anzahl und die Gestaltung der sozialen Kontakte stellen spezifische Anforderungen. Der Jugendliche C. (13) lebt in einer Flüchtlingsunterkunft. Er ist mit seinem ebenfalls minderjährigen Bruder nach Deutschland gekommen. Die Diagnose wurde bereits vor der Flucht gestellt. Die vielen Menschen auf engem Raum in der Flüchtlingsunterkunft sind für C. kaum auszuhalten.

Wunsch/Teilhabeziel

C. hat das Bedürfnis, eine für seinen Autismus angemessene Wohnumgebung zu finden mit stabilen Beziehungen und strukturierten Abläufen im Alltag.

Funktionsfähigkeit (ICF) vor der Intervention

C. (13) ist wegen seiner Autismus-Spektrum-Störung in der Migrationsunterkunft überfordert. Es gibt eine Vielzahl an Anforderungen. Die vielen Menschen auf engem Raum lassen ihn nicht zur Ruhe kommen. C. ist dadurch vermehrt motorisch unruhig und teils auch impulsiv. Seine Hausaufgaben erledigt er nur unvollständig.

Sein fast 18-jähriger Bruder sieht in der Möglichkeit, eine eigene kleine Wohnung zu beziehen, eine wichtige Voraussetzung. So könne sich C. wieder stabilisieren. Im Vordergrund stehen der „Abbau der Veränderungsangst“ und die „Stabilisierung der Impulskontrolle“ – so der behandelnde Kinderarzt.

Das zuständige Jugendamt nimmt sich der Fragestellung an.

Die Funktionsfähigkeit vor der Intervention im Beispiel Autismus siehe Abbildung 15-11.

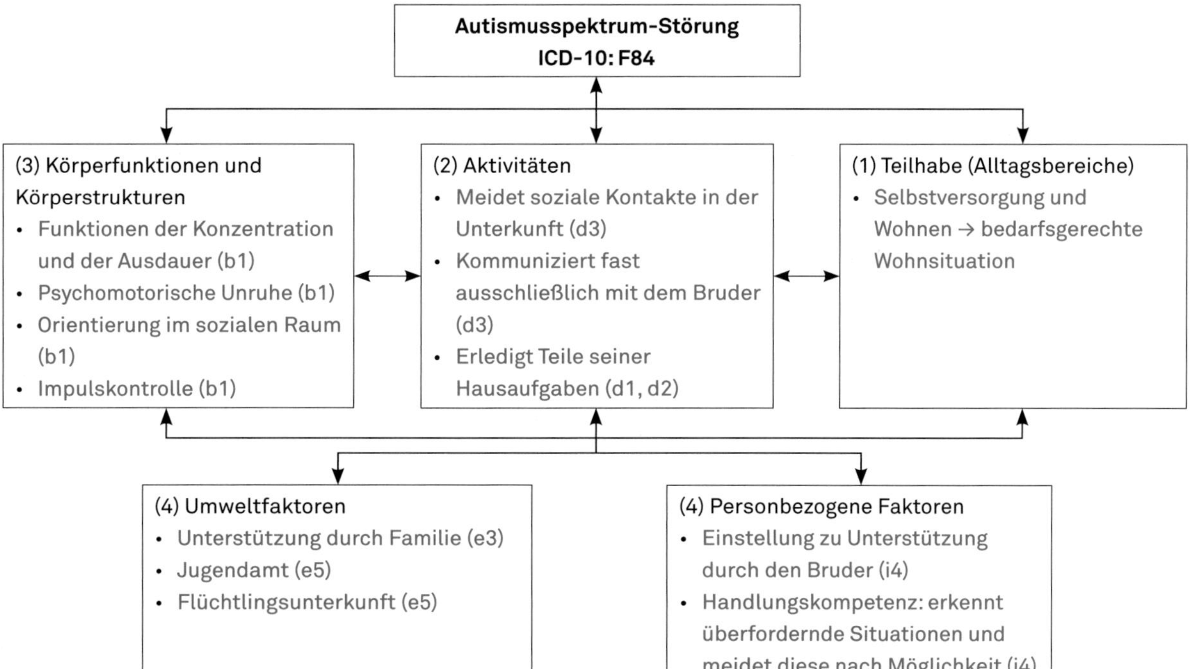

Abbildung 15-11: Funktionsfähigkeit vor der Intervention: Beispiel Autismus.

Korb der Möglichkeiten

- Internatsunterbringung oder betreutes Wohnen mit Schwerpunkt „kindlicher Autismus“ (SGB VIII)
- Weiterhin Einbeziehung der Familie
- Begleitende Therapien: Psychoedukation, Verhaltenstherapie, pharmakologische Behandlung
- Gemeinsames Wohnen mit dem Bruder

Gewählte und umgesetzte Maßnahmen

- Internatsunterbringung mit Schwerpunkt „kindlicher Autismus“ (SGB VIII)
- Weiterhin Einbeziehung der Familie
- Pharmakotherapie

Funktionsfähigkeit (ICF) nach der Intervention

C. hat nun ein stabiles Wohnumfeld. Es berücksichtigt seine besonderen Bedarfe. Die stabile Wohnsituation und die regelmäßige Beschulung unter heilpädagogischer Leitung strukturieren den Alltag klar. Durch ein Medikament hat sich die Konzentration gebessert und C. kann leichter seine Hausaufgaben erledigen. Dies eröffnet C. weitere Entwicklungsmöglichkeiten. Mit seinem Bruder hält C. regelmäßig Kontakt.

Die Funktionsfähigkeit nach der Intervention im Beispiel Autismus siehe Abbildung 15-12.

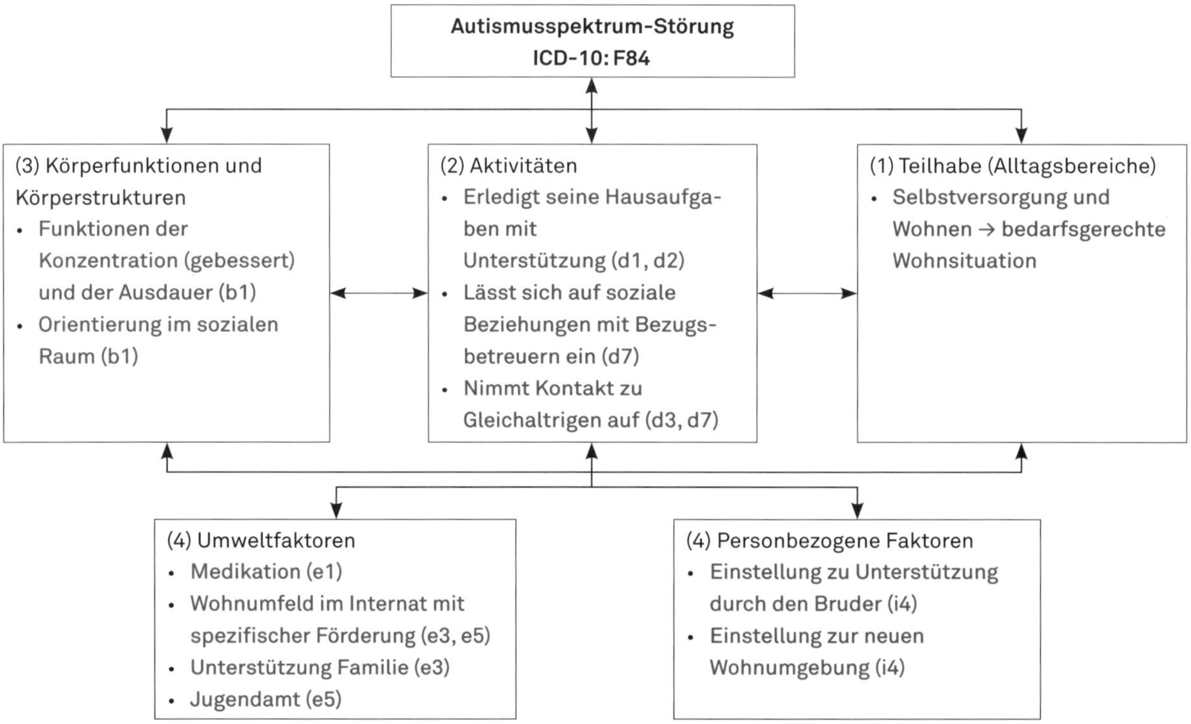

Abbildung 15-12: Funktionsfähigkeit nach der Intervention: Beispiel Autismus.

Zusammenfassung

Teilhabe gelingt Menschen mit Autismus-Spektrum-Störung dort besonders gut, wo sich die soziale Umwelt auf ihre spezifischen Bedürfnisse einstellt. Bei dem Jugendlichen C. trat nach dem Umzug in ein Internat für Menschen mit Autismus-Spektrum-Störung eine deutliche Besserung der Teilhabe in den Bereichen Wohnen, soziale Kontakte und Bildung ein.

15.7 Inkomplette Querschnittlähmung (Paraparese)

Anamnese und Fokus

Menschen, die auf einen Rollstuhl angewiesen sind, stoßen im Bereich der mobilen Teilhabe auf zahlreiche Hindernisse. Frau S. kann nach einem schweren Fahrradunfall den Beckenbereich und die Beine nicht mehr vollständig bewegen (ICD-10: G82). Sie nutzt seither den Rollstuhl. Frau S. verreist sehr gerne spontan, häufiges Reiseziel ist Berlin. Besonders Bahnreisen erlebt Frau S. als problematisch, obwohl die Bahn für sie das beste Verkehrsmittel darstellt, wenn nichts Unvorhergesehenes passiert.

Wunsch/Teilhabeziel

Spontan in der Freizeit verreisen. Meist von München nach Berlin, um Freunde zu besuchen.

Funktionsfähigkeit (ICF) vor der Intervention

Beim Reisen mit der Bahn zeigen sich viele Bedingungen, die sich oft als Barriere erweisen: Reisen müssen mindestens zwei Tage vorab angemeldet werden, die behindertengerechten Rollstuhlplätze sind sehr begrenzt. Bei defektem Lift ist der Bahnsteig nicht erreichbar. Die meisten ICE-Züge sind nur mit Lifter-Unterstützung betretbar. Häufige Barrieren im Zug sind: viele Koffer versperren den Weg, der Speisewagen ist nicht zugänglich, ein Zugausfall oder Zugdefekt löst eine Reihe von Folgeproblemen aus. Oft muss die Reise abgebrochen werden.

Flugreisen findet Frau S. zu klimaschädlich, daher verzichtet sie auf diese Option. Der ÖPNV in Berlin ist mit dem Rollstuhl gut zugänglich, allerdings

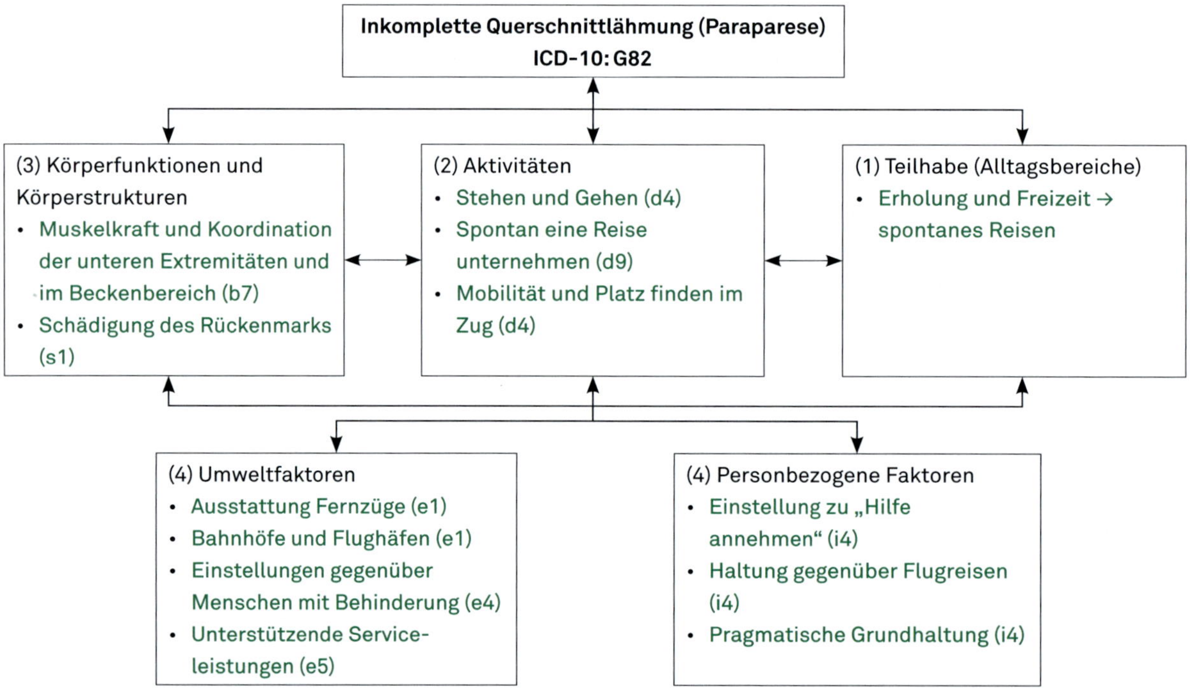

Abbildung 15-13: Funktionsfähigkeit vor der Intervention: Beispiel inkomplette Querschnittlähmung.

sind die Busse und S-/U-Bahnen oft überfüllt. Die Mitfahrzentrale „PKW" scheitert zumeist an den Platzverhältnissen, da der Rollstuhl untergebracht werden müsste. Ihre Teilhabe findet Frau S. auch deshalb erschwert, weil viele Menschen „aus Mitleid" helfen.

Die Funktionsfähigkeit vor der Intervention im Beispiel inkomplette Querschnittlähmung siehe Abbildung 15-13.

Korb der Möglichkeiten

- Bahn fahren, dabei Probleme in Kauf nehmen
- Bereitstellung ausschließlich behindertengerechter ICE-Züge
- Ermöglichung der Spontanbuchung eines behindertengerechten Platzes bei der Bahn
- Behinderungsgerechter Privat-PKW
- Mitfahrzentrale PKW
- Reisebus nutzen
- Flugzeug nutzen
- Nicht verreisen

Gewählte und umgesetzte Maßnahmen

Behinderungsgerechter Privat-PKW.

Funktionsfähigkeit (ICF) nach der Intervention

Die Reise nach Berlin und die Mobilität in Berlin ist für Frau S. nur mit dem behinderungsgerechten Privat-PKW weitgehend barrierefrei. Die Anstrengung der Autofahrt nimmt sie in Kauf. Fliegen kommt für sie aus Umweltgründen nicht in Frage. Bedeutsam ist für Frau S. auch der Umstand, dass sie beim

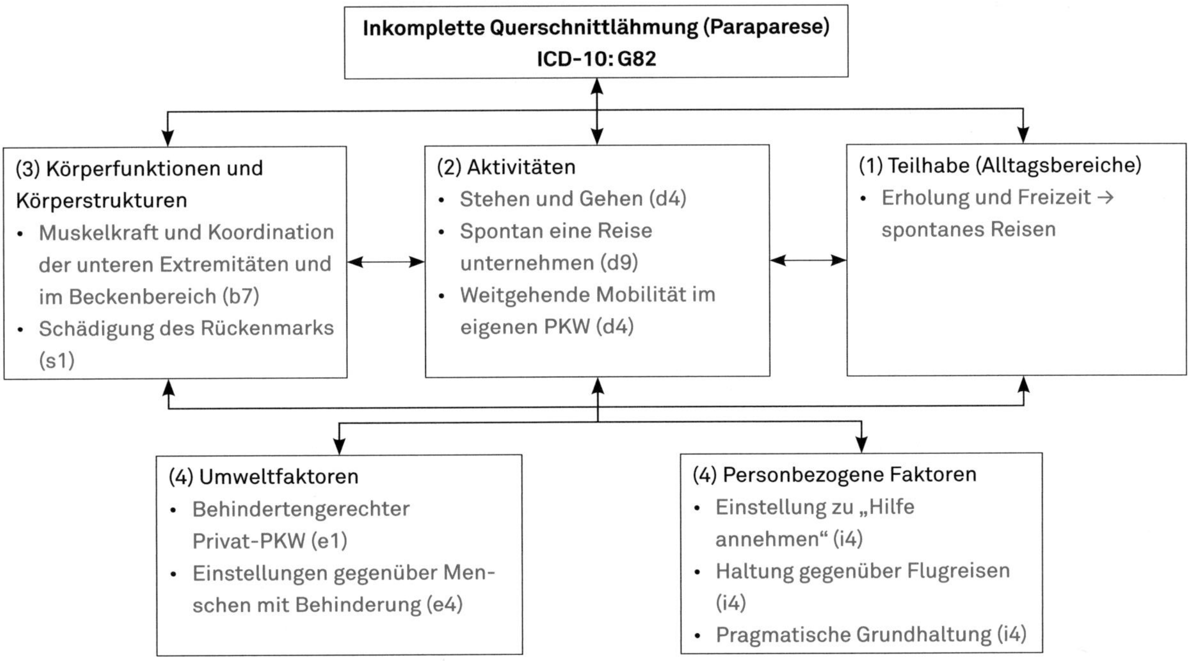

Abbildung 15-14: Funktionsfähigkeit nach der Intervention: Beispiel inkomplette Querschnittlähmung.

Autofahren nicht auf Helferpersonen angewiesen ist, sie möchte keine „Bittstellerin" sein. Sie möchte auch keine Hilfe, ohne gefragt zu werden.

Die Funktionsfähigkeit nach der Intervention im Beispiel inkomplette Querschnittlähmung siehe Abbildung 15-14.

Zusammenfassung

Barrierefreies Reisen mit Bahn, Bus oder Flugzeug zu ermöglichen, erfordert noch große Anstrengungen seitens der Mobilitätsunternehmer. Verspätungen geraten schnell durch dann nicht mehr vorhandene Dienste zu gewichtigen Teilhabehürden für Reisende mit Rollstuhl. Wegen der zahlreichen praktischen Teilhabehürden, die eine Bahnreise mit sich bringen kann, zieht Frau S. einen behinderungsgerechten PKW als Verkehrsmittel vor. Die Strapaze der Autofahrt nimmt sie als „kleineres Übel" in Kauf.

15.8 Hyperaktivitäts-Aufmerksamkeits-Störung (ADHS)

Anamnese und Fokus

Die Hyperaktivitäts-Aufmerksamkeit-Störung (ICD-10: F90) ist eine häufig im Kindesalter diagnostizierte chronische Erkrankung. Die unterschiedlichen Ausprägungen der Erkrankung erfordern individuelle Maßnahmen. Am Beispiel des an ADHS erkrankten Sebastian (6) wird aufgezeigt, wie betroffene Kinder im Familiensystem gut integriert bleiben können.

Wunsch/Teilhabeziel

Konfliktregulierung im Familiensystem. Ein Familienleben, in dem alle (Eltern, Schwester, Sebastian) Platz zur Selbstverwirklichung haben.

Funktionsfähigkeit (ICF) vor der Intervention

Sebastian (6) ist sehr aktiv und benötigt viel Aufmerksamkeit und Anerkennung. Er selbst kann seine Aufmerksamkeit nur eingeschränkt steuern. Sebastians Eltern und seine Schwester Anne (8) sind im Familienalltag oft „genervt" und überfordert von Sebastians hoher Präsenz. Die Unruhe im Alltag lässt die Familienmitglieder nicht oft zur Ruhe kommen.

Die Funktionsfähigkeit vor der Intervention im Beispiel ADHS siehe Abbildung 15-15.

Korb der Möglichkeiten

- Paar- und Familienberatung
- Verstärkte Einbindung von An- und Zugehörigen
- Familienrehabilitation
- Einstellungsänderungen innerhalb der Familie
- Medikamentöse Therapie
- Nachmittagsbetreuung und Hausaufgabenhilfe im Hort
- Eigenständige Einbindung der Schwester ins Vereinswesen (Sport, Musik)

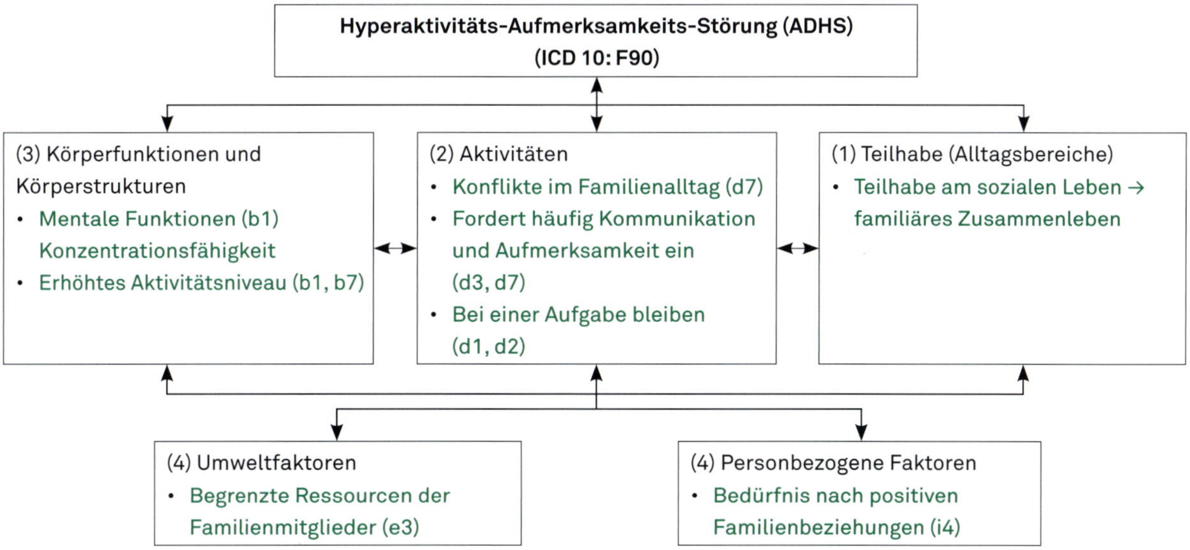

Abbildung 15-15: Funktionsfähigkeit vor der Intervention: Beispiel ADHS.

Gewählte und umgesetzte Maßnahmen

- Verstärkte Einbindung von An- und Zugehörigen
- Paar- und Familienberatung
- Familienrehabilitation
- Einstellungsänderungen innerhalb der Familie
- Nachmittagsbetreuung und Hausaufgabenhilfe im Hort
- Eigenständige Einbindung der Schwester ins Vereinswesen (Sport, Musik)

Funktionsfähigkeit (ICF) nach der Intervention

Die Eltern profitierten von der Paar- und Familientherapie. Sie lernten, die besonders konflikthaften Verhaltensmuster gegenüber Sebastian frühzeitig zu unterbrechen. Der Hortbesuch von Sebastian und die verstärkte Einbindung befreundeter Familien bringt weitere Entlastung in den Erziehungsalltag. Die Schwester ist mit ihren Einbindungen in externe Vereine emotional ausgeglichener – denn diese nutzt sie ohne den Bruder. In der auf ADHS spezialisierten Rehabilitationsklinik lernte die Familie, wie sie Sebastian besser in den Familienalltag integrieren kann. Auf eine medikamentöse Therapie (Ritalin) für Sebastian verzichten die Eltern weiterhin.

Die Funktionsfähigkeit nach der Intervention im Beispiel ADHS siehe Abbildung 15-16.

Zusammenfassung

Die Familiengesundheit kann in guter Weise erhalten bleiben, wenn sich die Familienmitglieder lösungsorientiert um weitere Ressourcen bemühen. Sebastians Eltern und Schwester entwickeln gegenüber der herausfordernden Situation eine proaktive Einstellung. Die Konflikte haben sich auch bei weiterhin bestehender ADHS-Symptomatik gebessert.

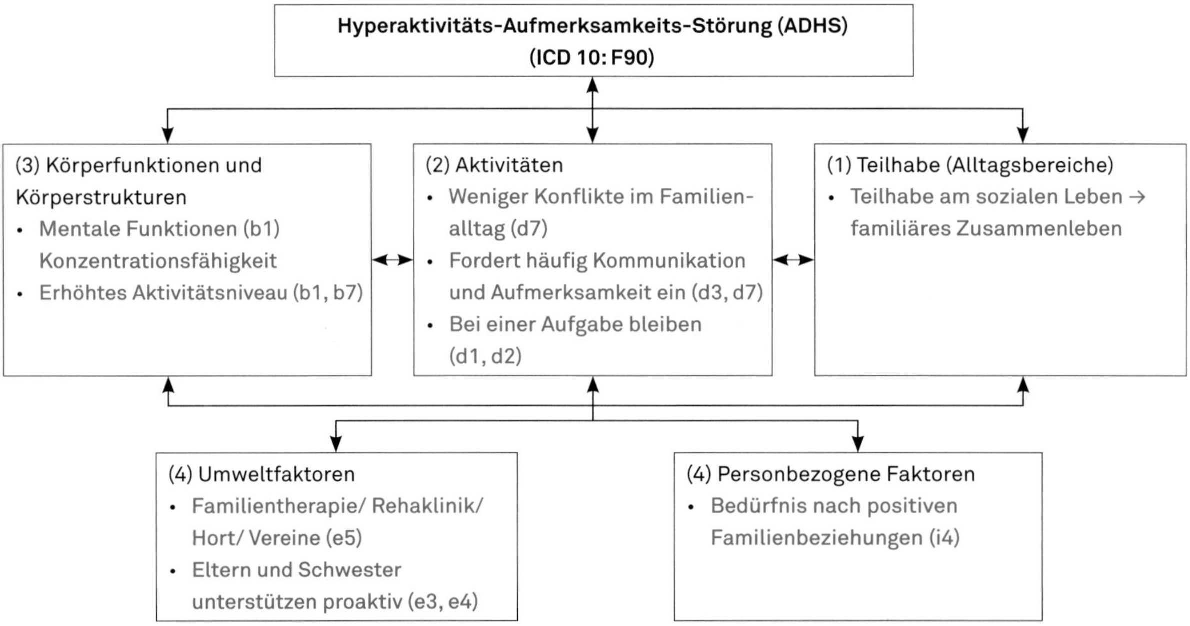

Abbildung 15-16: Funktionsfähigkeit nach der Intervention: Beispiel ADHS.

15.9 Verhaltensstörung durch schädlichen Alkoholgebrauch

Anamnese und Fokus

Menschen, die im schädlichen Umfang Alkohol konsumieren (ICD-10: F10), gefährden ihre Teilhabe mitunter erheblich (Arbeitsplatzverlust, Verlust sozialer Beziehungen, Obdachlosigkeit). Herr Z. konsumiert seit der Jugend Alkohol und hatte viele Jahre nach eigener Einschätzung „immer alles im Griff". Er hat inzwischen seinen Arbeitsplatz verloren und ist von Obdachlosigkeit betroffen.

Wunsch/Teilhabeziel

Herr Z. (61) möchte wieder in eigener Wohnung leben. Dazu ist er bereit, weniger Alkohol zu konsumieren.

Funktionsfähigkeit (ICF) vor der Intervention

Durch den regelmäßigen Alkoholkonsum hat Herr Z. keinen Arbeitsplatz mehr. Seit seine Ehefrau und der gemeinsame Sohn den Kontakt abgebrochen haben, lebt er in einer Obdachlosenunterkunft. Sie haben auch den Zutritt zur bisherigen Wohnung verwehrt. Der Alkoholkonsum und die fehlende Wohnung erschweren den Zugang zu Arbeit. Es fehlt Geld für eine eigene Wohnung. Herr Z. fühlt sich hilflos und weiß nicht, an welcher Stelle er ansetzen soll, um seine Ziele zu erreichen. Er ist bereit, den Alkoholkonsum zu verringern. Dies sei nötig, um wieder „auf die Beine zu kommen".

Die Funktionsfähigkeit vor der Intervention im Beispiel schädlicher Gebrauch von Alkohol siehe Abbildung 15-17.

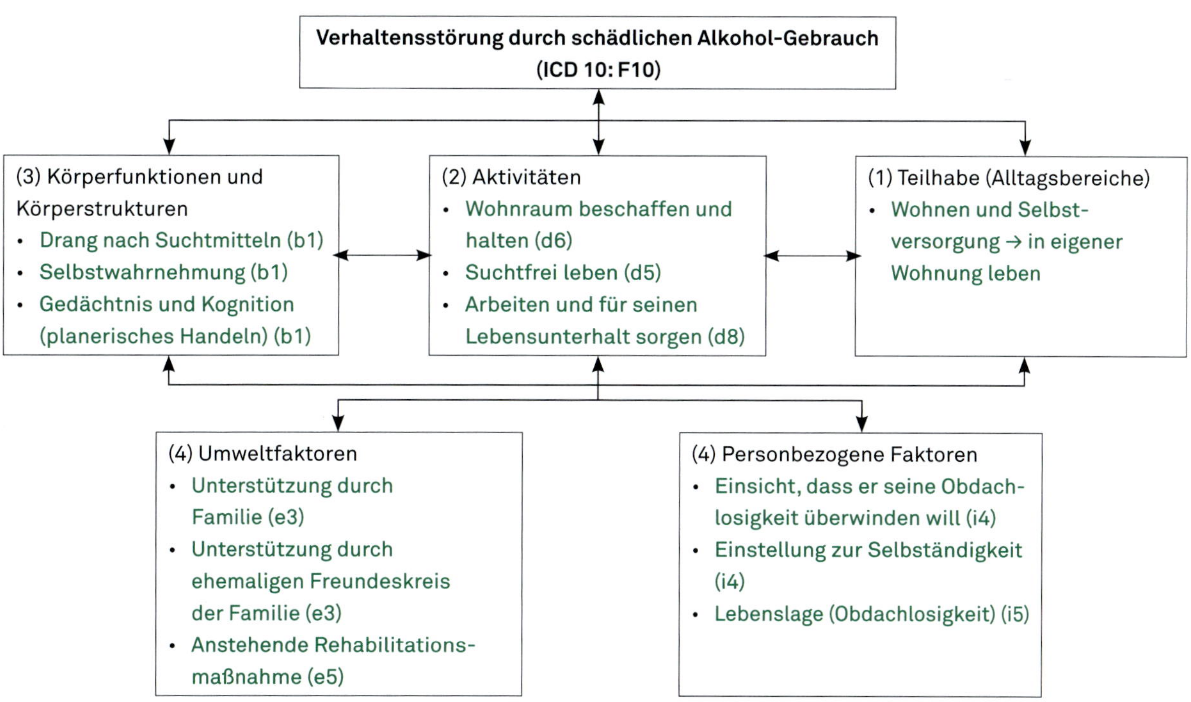

Abbildung 15-17: Funktionsfähigkeit vor der Intervention: Beispiel schädlicher Gebrauch von Alkohol.

Korb der Möglichkeiten
- Aufnahme in einer Entzugsklinik
- Psychotherapie
- Teilnahme an einer Selbsthilfegruppe beim Blauen Kreuz
- Beratung durch das Blaue Kreuz
- Nutzung der Obdachlosenunterkunft
- Stationär betreutes Wohnen
- Ambulant betreutes Wohnen
- Antrag auf eine Sozialwohnung
- Nutzung einer Wohngemeinschaft
- Unterstützung durch An- und Zugehörige
- Beschäftigung auf dem zweiten Arbeitsmarkt (Gebrauchtwarenkaufhaus)
- Antrag auf Erwerbsminderungsrente
- Beantragung einer Schwerbehinderung

Gewählte und umgesetzte Maßnahmen
- Aufnahme in einer Entzugsklinik
- Teilnahme an einer Selbsthilfegruppe beim Blauen Kreuz
- Beratung durch das Blaue Kreuz
- Nutzung einer Wohngemeinschaft
- Beschäftigung auf dem zweiten Arbeitsmarkt (Gebrauchtwarenkaufhaus)

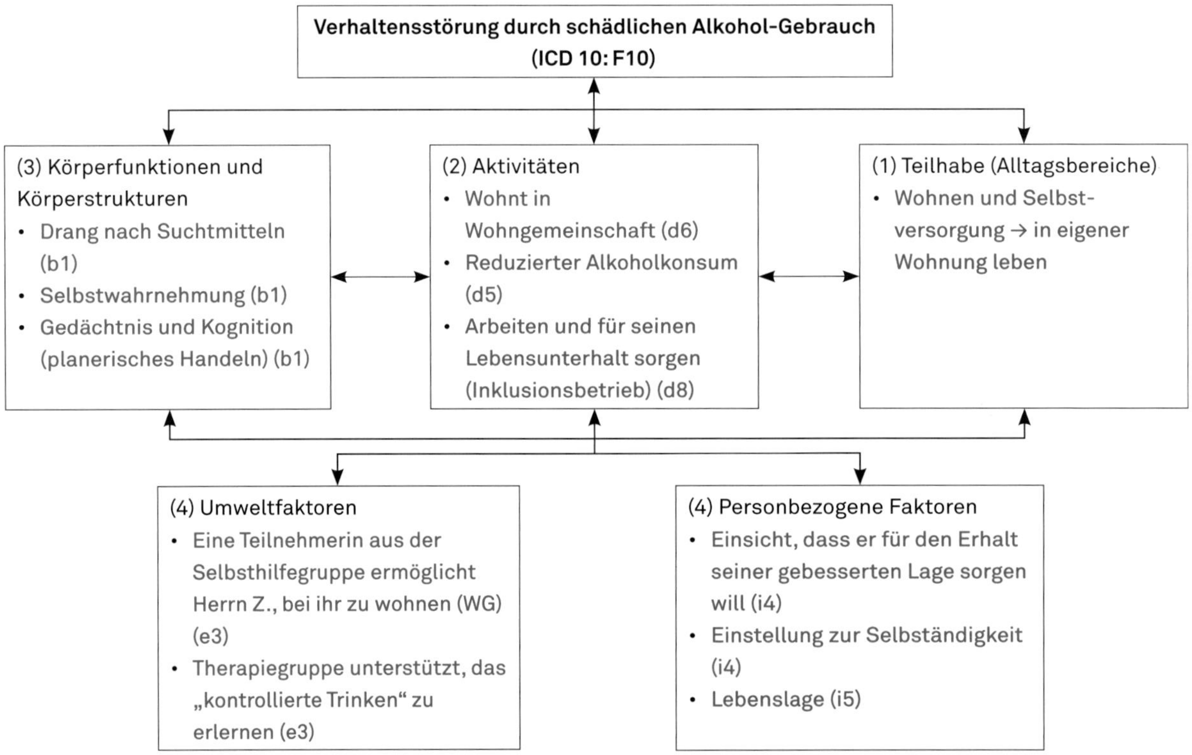

Abbildung 15-18: Funktionsfähigkeit nach der Intervention: Beispiel schädlicher Gebrauch von Alkohol.

Funktionsfähigkeit (ICF) nach der Intervention

Herr Z. gewinnt mehr Kontrolle über seinen Alkoholkonsum. Er reduziert die Alkoholmenge pro Tag um 80 %. Er entwickelt über die Selbsthilfe und das Therapieprogramm wieder stabile soziale Kontakte. Eine Gleichbetroffene ermöglicht ihm, bei ihr einzuziehen (Wohngemeinschaft). Seine Einsicht, diese Situation stabilisieren zu wollen, unterstützt ihn zusätzlich bei der Reduktion des Alkoholkonsums.

Eine Beschäftigung in einem Inklusionsbetrieb (Gebrauchtmöbelhaus) gibt Herrn Z. zusätzlichen Halt.

Die Funktionsfähigkeit nach der Intervention im Beispiel schädlicher Gebrauch von Alkohol siehe Abbildung 15-18.

Zusammenfassung

Alkoholerkrankungen können drastische Auswirkungen haben auf die soziale und berufliche Teilhabe. Herrn Z. gelingt die Teilhabe, da er eine starke Eigenmotivation entwickelt. Eine eher zufällig entdeckte Möglichkeit (Wohnmöglichkeit) wirkt stabilisierend. Andere Alltagsbereiche (Beschäftigung in Inklusionsbetrieb) haben ebenfalls einen positiven Einfluss auf die Funktionsfähigkeit.

15.10 Schizophrene Psychose

Anamnese und Fokus

Schizophrene Psychosen (ICD 10: F20) können unterschiedlich ausgeprägt sein. Es gibt eine Vielzahl möglicher Symptome. Der Verlauf ist nicht linear. So neigt Frau B. dazu, in psychotischen Phasen jede Form der Hilfe abzulehnen und bestehende Verträge zu kündigen – zuletzt verlor sie darüber ihre Mietwohnung. Ihr Bruder beantragte die gesetzliche Betreuung. Diese wurde unter dem Eindruck einer länger anhaltenden, psychotischen Episode durch einen Gerichtsbeschluss angeordnet und besteht weiterhin.

Wunsch/Teilhabeziel

Stabil ist bei Frau B. der Wunsch, ein autonomes Leben ohne Unterstützungsleistungen zu führen. Dies betrifft das Wohnen und auch die gesetzliche Betreuung durch ihren Bruder.

Funktionsfähigkeit (ICF) vor der Intervention

Frau B. (43) ist an einer Schizophrenie erkrankt. Nach dem Verlust der eigenen Wohnung lebt Frau B. heute in einem betreuten Wohnen des örtlichen sozialpsychiatrischen Dienstes. Sie reflektiert, dass sie in psychotischen Phasen Dinge macht, die ihrem Wunsch zur Selbständigkeit im Wege stehen (z. B. Mietvertrag kündigen, in Folge die gesetzliche Betreuung). Da Frau B. sich seit einigen Monaten wieder stabilisiert hat, möchte sie wieder ein eigenständiges Leben führen. Sie hält die Unterstützung nicht mehr für notwendig.

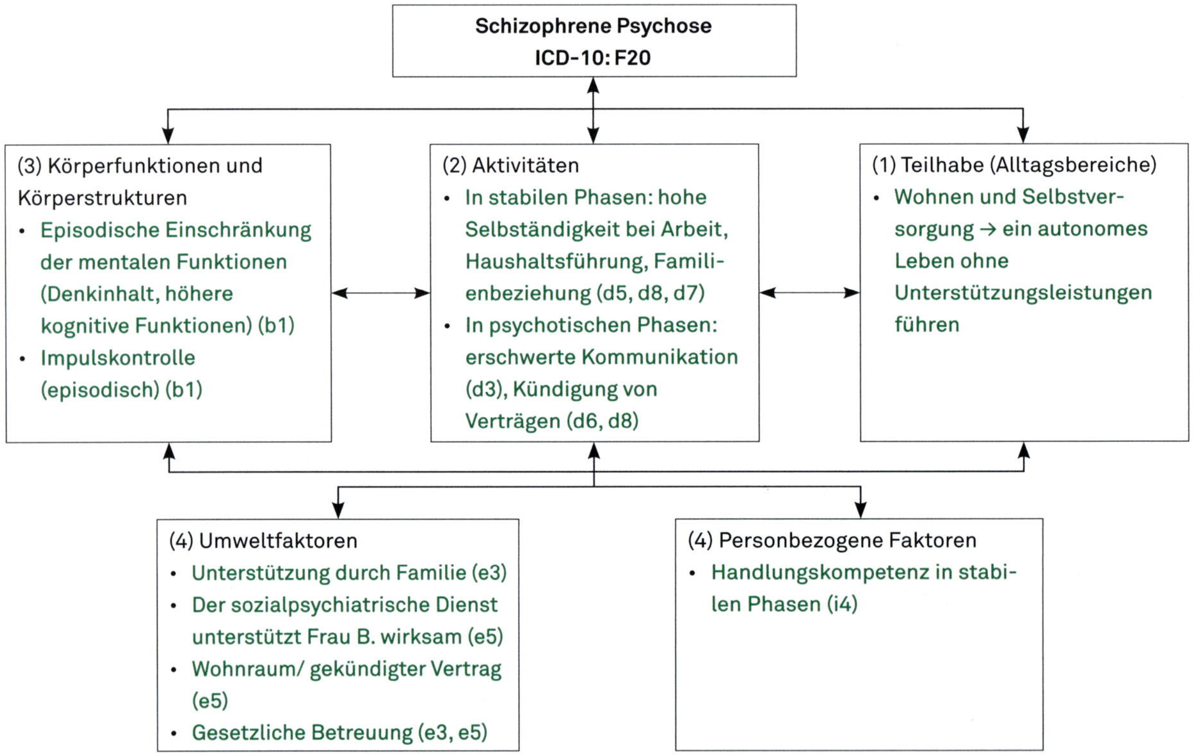

Abbildung 15-19: Funktionsfähigkeit vor der Intervention: Beispiel schizophrene Psychose.

Die Funktionsfähigkeit vor der Intervention im Beispiel schizophrene Psychose siehe Abbildung 15-19.

Korb der Möglichkeiten

- Reaktivierung der Unterstützungsleistungen durch Angehörige und Zugehörige
- Umzug in eine eigene Wohnung
- Sozialpsychiatrische Tagesstätte
- Ambulante Wohnbetreuung im betreuten Wohnen
- Aufenthalt in einer Rehabilitationklinik
- Optimierung der Psychopharmakatherapie
- Wiederaufnahme einer ambulanten Verhaltenstherapie
- Maßnahmen zur beruflichen Teilhabe (Zuverdienstprojekte)
- Gerichtliche Rücknahme der gesetzlichen Betreuung für die Bereiche „Gesundheit“ und „Wohnen“
- Einrichtung einer Vorsorgevollmacht, die nur in psychotischen Phasen mit offenkundiger Geschäftsunfähigkeit gilt
- Einrichtung einer Patientenverfügung, in der geregelt wird, welche medizinischen Maßnahmen im Bedarfsfall ergriffen werden dürfen und welche nicht

Gewählte und umgesetzte Maßnahmen

- Rücknahme der gerichtlichen Regelung zur gesetzlichen Betreuung „Gesundheit“ und „Wohnen“
- Einrichtung einer Vorsorgevollmacht (Bruder), die nur in psychotischen Phasen mit offenkundiger Geschäftsunfähigkeit gilt
- Einrichtung einer Patientenverfügung (Bruder) für medizinische Maßnahmen
- Bei Bedarf sporadische Nutzung der sozialpsychiatrischen Tagesstätte
- Ambulante Wohnbetreuung im betreuten Wohnen
- Aufnahme einer Tätigkeit in einem Zuverdienstbetrieb

Funktionsfähigkeit (ICF) nach der Intervention

Durch die formale Abschwächung der gesetzlichen Betreuung fühlt sich Frau B. autonomer. Sie konnte ihren Bruder dazu gewinnen, sie im Rahmen einer Vorsorgevollmacht und einer Patientenverfügung zu vertreten. Sie entsprach seiner Bitte nach einer gestuften Rückgewinnung ihrer Autonomie. In psychotischen Phasen erlebt sie sich dadurch vor eigenständigen Vertragsänderungen geschützt. Die berufliche Teilhabe gelingt ihr nun (vorübergehend) in einem Zuverdienstbetrieb. Ihre Perspektive bleibt der erste Arbeitsmarkt. Sie wohnt in einer ambulant betreuten Wohngemeinschaft. An der Perspektive, in eine eigene Wohnung umzuziehen, möchte sie festhalten.

Die Funktionsfähigkeit nach der Intervention im Beispiel schizophrene Psychose siehe Abbildung 15-20.

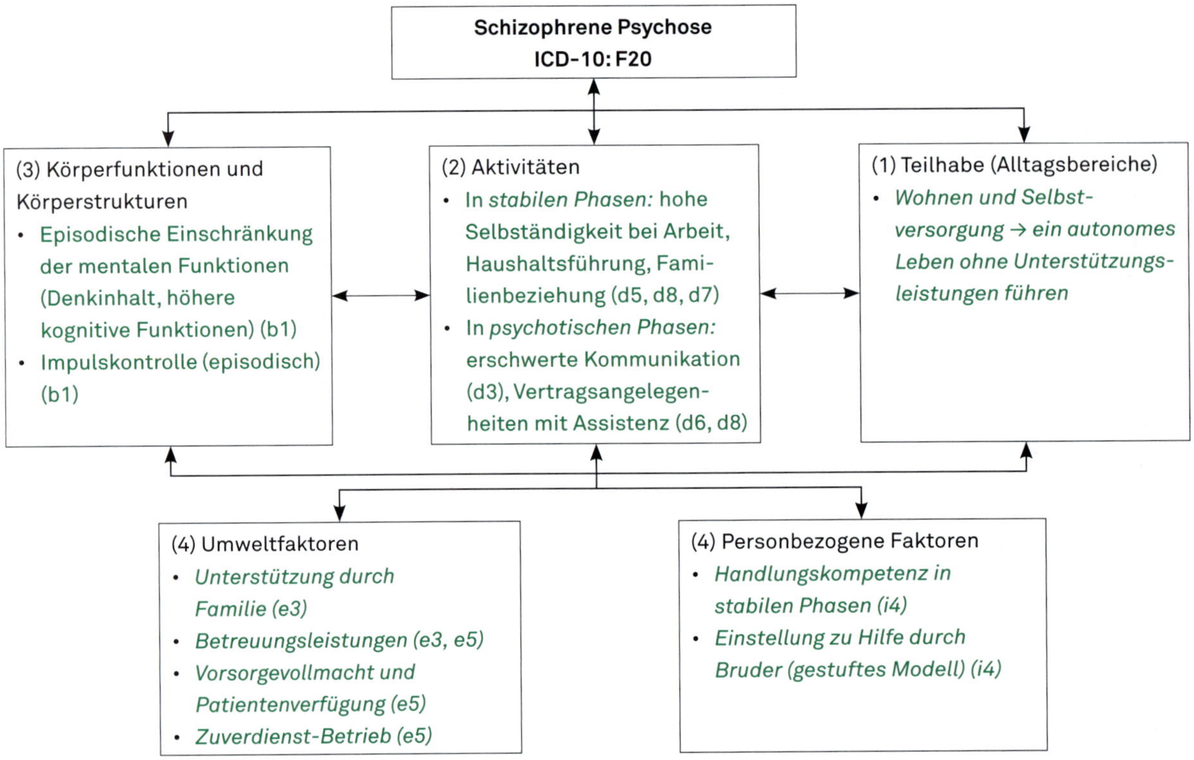

Abbildung 15-20: Funktionsfähigkeit nach der Intervention: Beispiel schizophrene Psychose.

Zusammenfassung

Der Gesetzgeber hat Rahmenbedingungen geschaffen für Menschen, die vorübergehend in ihrer Geschäftsfähigkeit eingeschränkt sind. Die Unterstützung durch die Familie, den sozialpsychiatrischen Dienst und die Wohnbetreuung kann Frau B. vorerst akzeptieren. Der rechtliche Betreuungsrahmen und die Absprachen mit ihrem Bruder ermöglichen es Frau B., ein weitgehend autonomes Leben zu führen.

15.11 Vorgeburtliche Zerebralparese

Anamnese und Fokus

Die Betreuung und Pflege eines durch eine Zerebralparese (ICD 10: G80) schwer mehrfachbehinderten Kindes stellt Familien vor Herausforderungen. Tochter Lydia F. ist in vielen Bereichen auf die intensive Pflege und Betreuung angewiesen – ein „24-Stunden-Job", so die Mutter. Sie hat nach der Geburt die eigene Berufstätigkeit durch die aufwendige Pflege der Tochter länger als geplant und gewollt unterbrochen. Die Raten für den Hauskauf können nur noch mit Mühe bewältigt werden.

Wunsch/Teilhabeziel

Externe Pflege- und Betreuungsleistungen für Tochter Lydia, damit Frau F. wieder ihrer Arbeit nachgehen kann und die Familie nicht weiter in finanzielle Schwierigkeiten gerät.

Funktionsfähigkeit (ICF) vor der Intervention

Lydia (5) besucht einen inklusiven Kindergarten. Bei Personalausfällen im Kindergarten und bei den bei ihr häufig vorkommenden Atemwegsinfekten ist die Pflege und Betreuung nicht gewährleistet. Der Transfer zum Kindergarten ist im Kleinwagen von Frau F. beschwerlich geworden. Der Arbeitgeber von Frau F. (Steuerberater-Kanzlei) ist froh, dass sie wieder arbeitet. Jedoch strapazieren die vielen Ausfallzeiten den Arbeitsalltag. Frau F. fühlt sich unter Druck gesetzt, möglichst wenig Ausfallzeiten zu haben. Von Herrn F., der im Außendienst tätig ist, ist an dieser Stelle wenig Unterstützung möglich.

Die Funktionsfähigkeit vor der Intervention im Beispiel frühkindliche Zerebralparese siehe Abbildung 15-21.

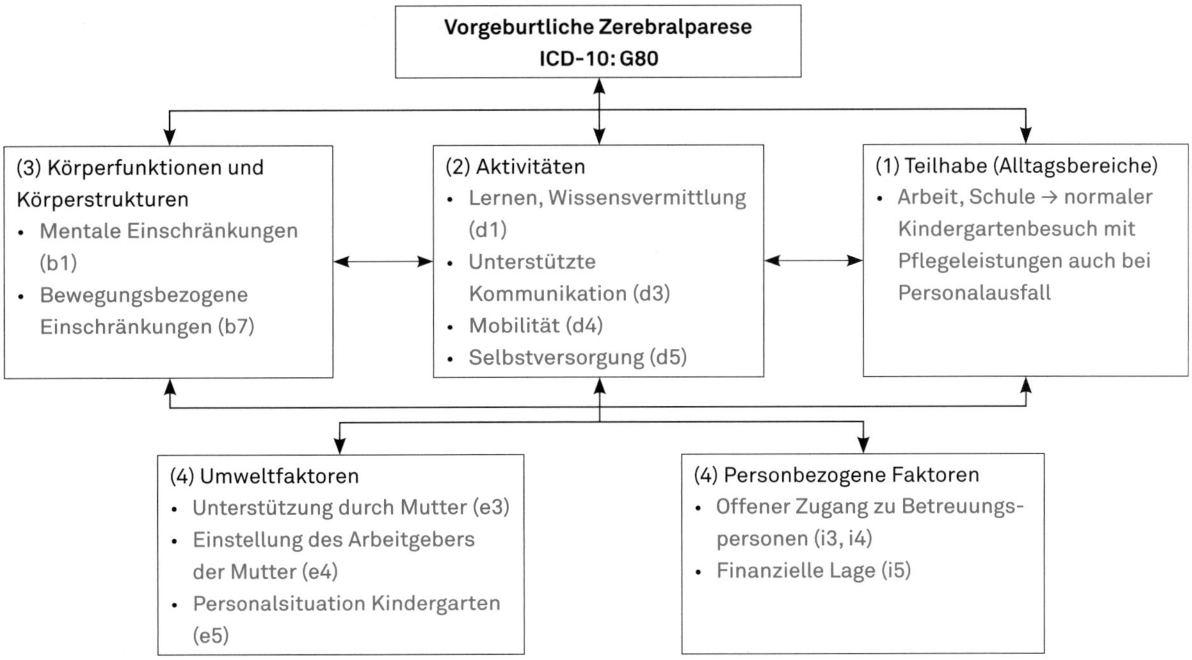

Abbildung 15-21: Funktionsfähigkeit vor der Intervention: Beispiel frühkindliche Zerebralparese.

Korb der Möglichkeiten

- Antrag auf Leistungen aus der Pflegeversicherung
- Antrag auf Zuschüsse zur Anschaffung eines behindertengerechten Fahrzeuges
- Unterstützung durch Angehörige und Zugehörige
- Nutzung einer Kindertagesbetreuung
- Einrichtung einer persönlichen Pflegeperson für die Kindergartenzeit
- Verbesserung der Personalsituation des Kindergartens
- Wechsel der Arbeitsstelle (Herr F., Frau F.)
- Verkauf des Hauses und Bezug einer Mietwohnung

Gewählte und umgesetzte Maßnahmen

- Erhalt von Leistungen aus der Pflegeversicherung
- Nutzung einer Kindertagesbetreuung
- Anschaffung eines behindertengerechten Fahrzeuges

Funktionsfähigkeit (ICF) nach der Intervention

Nach Umsetzung der Maßnahmen hat Lydia weitere Betreuungsleistungen im Kindergarten und in der Nachmittagsbetreuung. Die Ausfallzeiten haben sich dadurch reduziert. Mit dem neuen Fahrzeug gestaltet sich der Transfer zum Kindergarten und zurück leichter. Die Eltern können beide ihrer Beschäftigung nachgehen. Die finanzielle Notlage der Familie ist abgewendet. Die Eltern sind entlastet.

Die Funktionsfähigkeit nach der Intervention im Beispiel frühkindliche Zerebralparese siehe Abbildung 15-22.

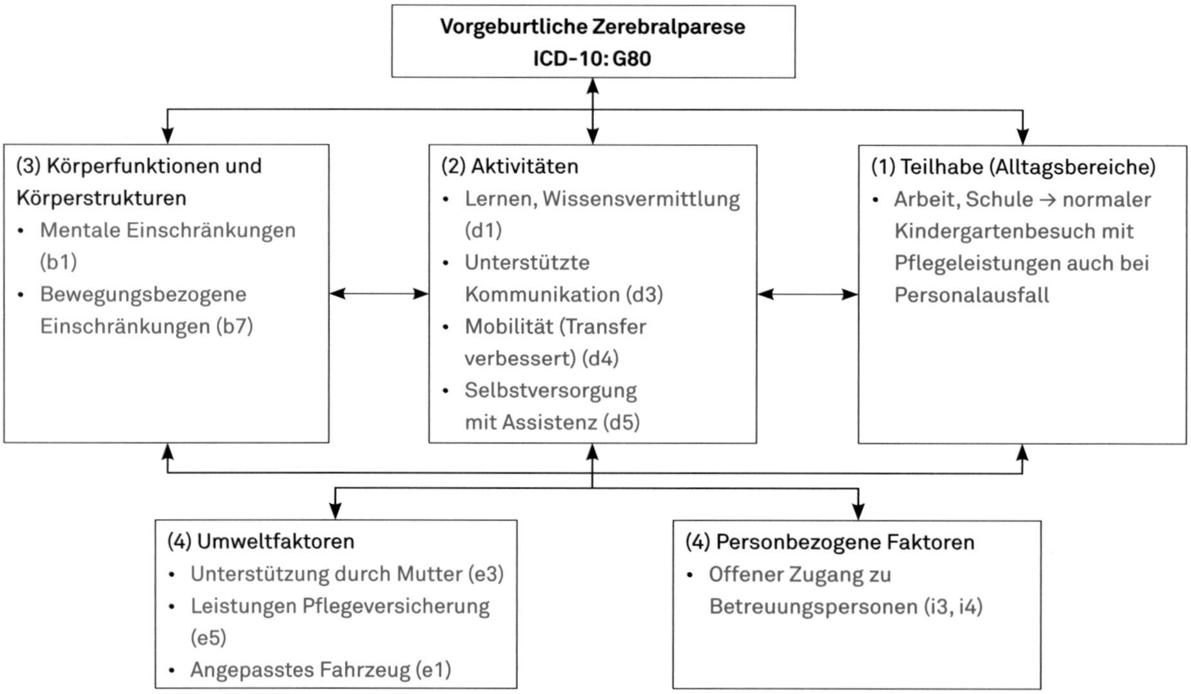

Abbildung 15-22: Funktionsfähigkeit nach der Intervention: Beispiel frühkindliche Zerebralparese.

Zusammenfassung

Die Pflege- und Betreuungsbedarfe eines Kindes mit vorgeburtlicher Zerebralparese können Familiensysteme sehr fordern. Am Beispiel von Lydia kann gezeigt werden, dass die Hinzunahme externer Pflege- und Betreuungsleistungen eine spürbare Verbesserung erbringt. Die Beeinträchtigung des Kindes geht häufig mit einer finanziellen Beeinträchtigung des Familiensystems einher, was oft nicht als wichtiger Ansatzpunkt entdeckt wird.

Anhang

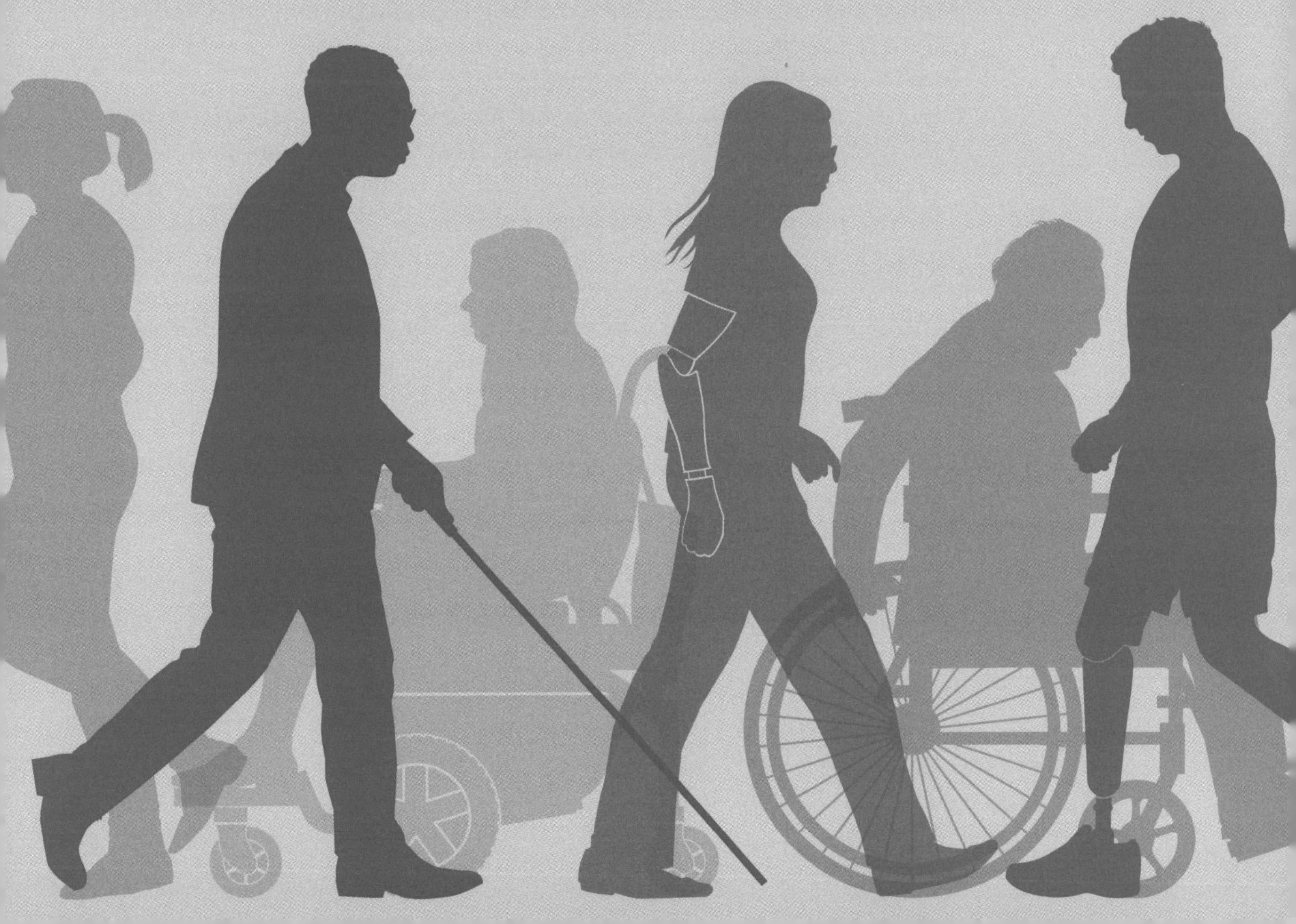

Hinweise zu Arbeitsmitteln/ICF

Inzwischen existieren eine Vielzahl von Arbeitsmitteln zur ICF. Neben den offiziellen Arbeitsmitteln der WHO (ICF-Checkliste, ICF Coresets) möchten wir an dieser Stelle keine Auswahl von Arbeitshilfen, Checklisten und Veröffentlichungen aufführen, die erworben werden können.

Vier Hinweise zu kostenfreien Materialquellen wollen wir jedoch geben:

1. Die BAR stellt diverse Veröffentlichungen zum Thema ICF kostenlos im Download, z. T. auch in der Druckversion bereit. Dazu zählen die „ICF-Praxisleitfäden", die „Arbeitshilfe Kontextfaktoren in der Bedarfsermittlung", die Schriftreihe „BTHG kompakt" und der „Abschlussbericht zur Bedarfsermittlung in der beruflichen Rehabilitation". In der zuletzt aufgeführten Quelle sind u. a. die Langdefinitionen zu den Anforderungen an die Bedarfsermittlung und die hier im Buch erwähnte Zielhierarchie aufgeführt. In den ICF-Praxisleitfäden sind eine Vielzahl von Anwendungsbeispielen aufgeführt. Zudem sind bei der BAR die Weg-Weiser „Rehabilitation und Teil-Habe in Leichter Sprache" Band 1–6 verfügbar.
   Im Internet: https://www.bar-frankfurt.de/
2. Auf der Seite des Bundesamtes für Arzneimittel und Medizinprodukte (BfARM) ist die ICF als elektronisches Buch (pdf), in einem Browser mit Suchfunktion und mit einer Projektliste zu bestehenden ICF-bezogenen Projekten zu finden. Kontaktadressen sind bei den einzelnen Projekten aufgeführt.
   Im Internet: https://www.bfarm.de
3. Die Ludwig-Maximilians-Universität München (LMU) stellt ein ICF-Lern-Werkzeug zur Verfügung. Dieses Werkzeug ist in vielen Sprachen bereits verfügbar. Deutsch (Stand März 2025) ist noch in Bearbeitung.
   Im Internet: https://www.icf-elearning.com/
4. Die Deutsche Gesellschaft für Sozialmedizin und Prävention (DGSMP) stellt auf ihrer Homepage die Veröffentlichungen zu den personbezogenen Faktoren kostenfrei zur Verfügung.
   Im Internet: https://www.dgsmp.de/die-gesellschaft/systematik-der-dgsmp/
   Die Unvollständigkeit dieser Aufzählung ist den Autoren bewusst.

Literatur

Bundesarbeitsgemeinschaft der überörtlichen Träger der Sozialhilfe und der Eingliederungshilfe (BAGüS). (2021). *Orientierungshilfe zu den Leistungen zur Sozialen Teilhabe in der Eingliederungshilfe*. Verfügbar unter https://www.bagues.de/de/veroeffentlichungen/orientierungshilfen-und-empfehlungen/

Bundesarbeitsgemeinschaft für Rehabilitation (BAR). (2019a). *Bedarfsermittlungskonzept für Leistungen zur Teilhabe am Arbeitsleben*. Frankfurt: BAR.

Bundesarbeitsgemeinschaft für Rehabilitation (BAR). (2019b). *Gemeinsame Empfehlung Reha-Prozess*. Frankfurt: BAR.

Bundesarbeitsgemeinschaft für Rehabilitation (BAR). (2021a). *Arbeitshilfe Kontextfaktoren bei der Ermittlung von Teilhabebedarfen*. Frankfurt: BAR.

Bundesarbeitsgemeinschaft für Rehabilitation (BAR). (2021b). *Bedarfsermittlung nach dem SGB IX: BTHG kompakt*. Frankfurt: BAR.

Bundesministerium für Arbeit und Soziales (BMAS). (o. J.). *Bedarfsermittlung und ICF-Orientierung*. Verfügbar unter https://umsetzungsbegleitung-bthg.de/bthg-kompass/bk-bedarfsermittlung-icf/

Bundesministerium der Justiz. (o. J.a). *Sozialgesetzbuch Neuntes Buch – Rehabilitation und Teilhabe von Menschen mit Behinderungen – (Artikel 1 des Gesetzes v. 23. Dezember 2016, BGBl. I S. 3234) (Neuntes Buch Sozialgesetzbuch – SGB IX). § 13 Instrumente zur Ermittlung des Rehabilitationsbedarfs*. Verfügbar unter https://www.gesetze-im-internet.de/sgb_9_2018/__13.html

Bundesministerium der Justiz. (o. J.b). *Sozialgesetzbuch Neuntes Buch – Rehabilitation und Teilhabe von Menschen mit Behinderungen – (Artikel 1 des Gesetzes v. 23. Dezember 2016, BGBl. I S. 3234) (Neuntes Buch Sozialgesetzbuch – SGB IX). § 2 Begriffsbestimmungen*. Verfügbar unter https://www.gesetze-im-internet.de/sgb_9_2018/__2.html

Bundesministerium der Justiz. (o. J.c). *Sozialgesetzbuch Neuntes Buch – Rehabilitation und Teilhabe von Menschen mit Behinderungen – (Artikel 1 des Gesetzes v. 23. Dezember 2016, BGBl. I S. 3234) (Neuntes Buch Sozialgesetzbuch – SGB IX). § 118 Instrumente der Bedarfsermittlung*. Verfügbar unter https://www.gesetze-im-internet.de/sgb_9_2018/__118.html

Engel, G. L. (1977). The need for a new medical model: a challenge for biomedicine. *Science, 196*(4286), 129–136.

Grotkamp, S., Cibis, W., Brüggemann, S., Coenen, M. M., Gmünder, H. P., Keller, K., Nüchtern, E., Schwegler, U., Seger, W., Staubli, S., von Raison, B., Weißmann, R., Bahemann, A., Fuchs, H., Rink, M., Schian, M. & Schmitt, C. (2020). Personbezogene Faktoren im bio-psycho-sozialen Modell der WHO: Systematik der Deutschen Gesellschaft für Sozialmedizin und Prävention (DGSMP). *Das Gesundheitswesen, 82*(01), 107–116.

United Nations (UN). (2006, 13. Dezember). *UN-Behindertenrechtskonvention*. Abgerufen am 11. Juni 2023 von https://www.behindertenrechtskonvention.info/uebereinkommen-ueber-die-rechte-von-menschen-mit-behinderungen-3101/#1-artikel-1-zweck

World Health Organization (WHO). (2005). *International Classification of Functioning, Disability and Health: ICF. ICF Version 2005*. Verfügbar unter https://www.who.int/standards/classifications/international-classification-of-functioning-disability-and-health

Witzmann, K. K. (2023). *ICF-basierte Förder- und Teilhabeplanung für psychisch kranke Menschen*. Bern: Hogrefe.

Glossar

Alltagsbereiche Abgrenzbare Teile der Lebenswirklichkeit einer Person. In diesem Buch unterteilt in: (1) Selbstversorgung und Wohnen, (2) Arbeit, (3) soziales Leben, (4) Freizeit und (5) weitere wichtige Themen (z. B. Gesundheit).

B3-Projekt Projekt, in dem u. a. die Grundsätze zur Bedarfsermittlung und die Anforderungen an eine ICF-konforme Vorgehensweise definiert wurden. Das Projekt fand unter dem Dach der BAR statt und war aus 3 Interessensgruppen zusammengesetzt: Leistungsträger, Leistungserbringer, Selbstvertretung.

Barriere Kontextfaktor (→), der sich negativ auf die Funktionsfähigkeit einer Person auswirkt.

Beeinträchtigung Negative Abweichung von Aktivitäten und Teilhabe. Wird auch z. T. bei Körperfunktionen und Körperstrukturen verwendet. In der Regel wird gegen eine Normerwartung verglichen. Bei Teilhabe wird das eigene Erleben in den Mittelpunkt gestellt.

Code Kurzschrift in einer Klassifikation. In der ICF besteht ein Code aus einem Kleinbuchstaben und 1 bis 4 Ziffern. Der Kleinbuchstabe zeigt die Komponente an, die Anzahl der Ziffern den Detailgrad des Items (→).

Eingliederungshilfe Eingliederungshilfe stellt für Personen mit (drohender) Behinderung einen möglichen Zugang zu Leistungen dar. Das Leistungsrecht wird im 2. Teil des SGB IX geregelt. Der Träger der Eingliederungshilfe ist je nach Bundesland organisiert. Es können Städte, Landkreise oder überörtliche Träger sein. Letztere nennen sich Bezirke, Landschaftsverbände oder Landeswohlfahrtsverband. Zuständig wird die Eingliederungshilfe, wenn es keinen vorrangigen LeistungsTräger (→) gibt.

Förderfaktor Kontextfaktor (→), der sich positiv auf die Funktionsfähigkeit einer Person auswirkt.

Hypothese zur Funktionsfähigkeit Darstellung der Funktionsfähigkeit als Wechselwirkung der einzelnen Komponenten (→) der ICF im bio-psycho-sozialen Modell. Da es sich bei diesen Betrachtungen primär um Plausibilitäten handelt, die immer mit einer gewissen Unsicherheit behaftet sein dürften, kann von einer Hypothese zur Funktionsfähigkeit gesprochen werden.

Interessensvertretung(en) Sie unterstützen den Menschen mit Behinderung, wenn er seine Angelegenheiten nicht eigenständig wahrnehmen kann. Interessensvertretungen können Angehörige, gesetzliche Betreuer, Mitarbeitende von Beratungsdiensten und andere Vertrauenspersonen sein. Der Mensch, um den es geht, benennt seine Interessensvertretung, wenn dies möglich ist.

Item Kategorie oder Unterpunkt einer Klassifikation. In der ICF sind die Items in bis zu 4 Ebenen angeordnet. Mit jeder Ebene (von 1. bis 4. Ebene) wird die Detailgrad feiner.

Kapitel In der ICF: 1. Ebene der Items. Bei Körperfunktionen und Körperstrukturen gibt es je 8 Kapitel, bei Aktivitäten und Teilhabe 9 Kapitel, bei den Umweltfaktoren und den personbezogenen Faktoren jeweils 5 Kapitel. Bei den Aktivitäten und Teilhabe werden die Kapitel auch Lebensbereiche (→) genannt.

Komponente ICF: Bestandteil der Klassifikation. Die ICF besteht aus 4 Komponenten: (1) Körperfunktionen und Körperstrukturen, (2) Aktivitäten und Teilhabe, (3) Umweltfaktoren, (4) personbezogene Faktoren.

Konstruktbezug ICF: von der WHO empfohlene Nutzung der Umweltfaktoren. Für welchen Teil der Funktionsfähigkeit oder für welchen Alltagsbereich hat ein Umweltfaktor welchen Einfluss (als Föderfaktor oder Barriere). Die gleiche Herangehensweise empfiehlt sich für die personbezogenen Faktoren.

Kontextfaktoren Überbegriff für Umweltfaktoren und personbezogene Faktoren

Lebensbereiche Synonym für die 9 Kapitel von Aktivitäten und Teilhabe

Leistung (ICF) Die tatsächliche Ausführung einer Aufgabe oder Handlung durch eine Person. Leistung wird auch Performance genannt und ist abhängig von der konkreten Umwelt einer Person.

Leistung (Maßnahme)	Leistungsrecht: konkrete Maßnahme, um den Bedarf eines Menschen zu decken. Leistungen können aus Geld- und Sachleistungen bestehen. Auch Assistenz und pauschale Leistungen zählen zu diesem Begriff.
Leistungsfähigkeit (ICF)	Bestmögliche Ausführung einer Aufgabe oder Handlung durch eine Person. Leistungsfähigkeit wird auch Capacity genannt. Sie wird unter standardisierten oder optimalen Umweltbedingungen ermittelt.
Leistungsberechtigte Person	Die Person, der Leistungen nach dem SGB IX (Behinderung und Teilhabe) zustehen. Ist der Bedarf noch nicht festgestellt, wird von antragstellender Person gesprochen.
Leistungserbringer	Sozialrecht: Einzelperson oder Anbieter einer Leistung oder eines Angebots im Zusammenhang mit Rehabilitation und Behinderung.
Leistungsträger	Sozialrecht: Sozialversicherung oder Behörde, die nach einer Prüfung eine Leistung zur Rehabilitation oder für Menschen mit Behinderung finanziert. Hierzu zählen z. B. Krankenversicherungen, Rentenversicherungen und Träger der Eingliederungshilfe.
Schädigung	Negative Abweichung von Körperfunktionen und Körperstrukturen. Es wird meist gegen einen Erwartungswert von Personen ohne Gesundheitsproblem verglichen. Auch ein Vergleich vor und nach Gesundheitsproblem ist möglich, ist u. a. bei angeborenen Gesundheitsproblemen jedoch nicht umsetzbar.
Teilhabeplanverfahren	Verfahren im SGB IX. Es wird von Leistungsträgern (→) eingeleitet, wenn Leistungen von mehreren Leistungsträgern notwendig sein können.
Wechselwirkungsmodell	ICF: die Komponenten (→) der ICF stehen in einer dynamischen Verbindung zueinander. Die Veränderung in einer Komponente kann Auswirkungen auf andere Komponenten nach sich ziehen. Dies wird als Wechselwirkung bezeichnet. Auch das bps-Modell der WHO ist ein Wechselwirkungsmodell.

Abkürzungsverzeichnis

B3-Projekt	Basiskonzept Bedarfsermittlung in der beruflichen Rehabilitation
BAR	Bundesarbeitsgemeinschaft für Rehabilitation e. V.
bps-Modell	bio-psycho-soziales Modell
BMAS	Bundesministerium für Arbeit und Soziales
BTHG	Bundesteilhabegesetz
ggf.	gegebenenfalls
EuTB	Ergänzende unabhängige Teilhabeberatung
ICD	Internationale Klassifikation der Krankheiten (International Statistical Classification of Diseases and Related Health Problems)
ICF	Internationale Klassifikation der Funktionsfähigkeit, Behinderung und Gesundheit (International Classification of Functioning, Disability and Health)
ICHI	Internationale Klassifikation der Gesundheitsinterventionen (International Classification of Health Interventions)
SGB	Sozialgesetzbuch
UN	Vereinte Nationen (United Nations)
UN-BRK	Übereinkommen über die Rechte von Menschen mit Behinderung (kurz: UN-Behindertenrechtskonvention)
WHO	Weltgesundheitsorganisation (World Health Organization)

Hinweise zu Zusatzmaterialien: Arbeitsblätter zur Funktionsfähigkeit

DOWNLOAD

Sie können für diesen Titel kostenfrei folgende Onlinematerialien (Vorlagen für die eigene Dokumentation) über unsere Internetseite nach erfolgter Registrierung abrufen:

1. Arbeitsblätter zur Funktionsfähigkeit aus dem Arbeitsbuch

Nutzen Sie dazu bitte den angegebenen Link und melden Sie sich nach den dort beschriebenen Schritten an. Sie können auf die Materialien über Mein Konto zugreifen, indem Sie unter Meine Zusatzmaterialien den Code eingeben. Sie werden dann automatisch in den Downloadbereich weitergeleitet.

Link: hgf.io/download
Code: **B-66KFZE**

Wir empfehlen Ihnen, sich die Materialien auf Ihrem Rechner zu speichern, um sie jederzeit und dauerhaft nutzen zu können.